Docteur Haïg YAZMADJIAN
de la Faculté de Médecine de Paris

—o—

Essai de psycho-pathologie générale de la Fugue

Fugues infantiles

Étude de clinique neuro-psychiatrique

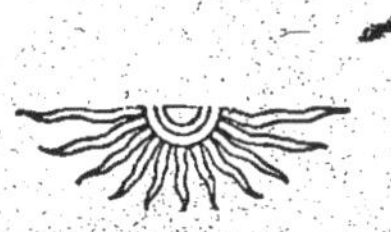

PARIS
LIBRAIRIE LE FRANÇOIS
91, BOULEVARD SAINT-GERMAIN

—

1927

Essai de psycho-pathologie générale de la Fugue

Fugues infantiles

Etude de clinique neuro-psychiatrique

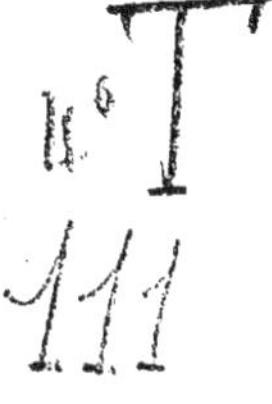

Docteur Haïg YAZMADJIAN
de la Faculté de Médecine de Paris

—o—

Essai de psycho-pathologie générale de la Fugue

Fugues infantiles

Étude de clinique neuro-psychiatrique

PARIS
LIBRAIRIE LE FRANÇOIS
91, BOULEVARD SAINT-GERMAIN

1927

A LA MEMOIRE DE MON PERE

Reconnaissance et pieux hommage
à son souvenir.

A MA MERE

En faible témoignage de ma
profonde reconnaissance.

A MES SŒURS

Très affectueusement.

A MES AMIS, A MES CAMARADES

A MON MAITRE ET PRESIDENT DE THESE
MONSIEUR LE DOCTEUR HENRI CLAUDE

Professeur de Clinique des Maladies Mentales et de l'Encéphale

Hommage de profonde gratitude et d'admiration.

A MONSIEUR LE PROFESSEUR CHARLES RICHET

Président d'honneur
de l'Association des Etudiants Arméniens

Témoignage d'admiration et de reconnaissance.

A MONSIEUR LE DOCTEUR G. HEUYER

Agrégé, médecin des Hôpitaux

Qui a bien voulu mettre à notre disposition les riches ressources de l'Annexe du Patronage de l'Enfance.

Sincères remerciements.

A MONSIEUR LE DOCTEUR G. ROBIN

Qui nous a inspiré le sujet de notre thèse.

Chaleureux remerciements.

Essai de psycho-pathologie générale de la Fugue

Fugues infantiles

Etude de clinique neuro-psychiatrique

« L'âme est l'esclave des tempéraments du corps, attendu que ces tempéraments peuvent la priver de mémoire ou d'intelligence, la rendre triste, timide, abattue, comme cela se voit dans la mélancolie. »

GALIEN.

Les différents synonymes de *fuir* ne seront pas capables de définir la fugue si on ne remplit pas ce mot sans âme de faits psychologiques; c'est ce que nous avons essayé dans une certaine mesure.

H. Y.

INTRODUCTION

Nous avons fait une étude générale des fugues et particulièrement des fugues infantiles d'un point de vue nouveau. Cette étude nous semble intéressante, parce que :

a) Elle n'a pas été faite jusqu'ici d'une façon spéciale chez les enfants.

b) Les cas publiés très disparates, concernant des sujets plutôt vagabonds, dépassaient souvent la limite d'âge de l'enfance.

c) Malgré sa nécessité, certains auteurs n'ont pas cru devoir séparer les fugues de l'enfance de celles de l'adulte.

Cette distinction se trouve justifiée par les raisons suivantes : d'abord, les causes constitutionnelles, psychologiques et sociales de la fugue montrent un aspect différent chez l'un et l'autre ; ensuite, un traitement médico-social institué chez l'enfant *avant la puberté*, augmente les chances d'améliorer l'avenir du malade, de le rendre utile à lui-même et à son milieu.

Dans la première partie de notre travail, nous avons présenté d'abord la fugue dans son ensemble chez l'adulte et chez l'enfant avec quelques-unes de ses formes cliniques.

Sous le nom d'*ambulomane autiste*, nous avons séparé un type rare de fugueurs.

Nous avons analysé et discuté les différentes définitions de la fugue.

Au cours de notre étude, nous sommes arrivés à une conception générale de la fugue, qui nous semble être intéressante au point de vue de la psycho-pathologie générale.

Nous avons fait un rapprochement entre les états de fugue et les états d'isolement inactif des rêveurs, des autistes, des schizoïdes, des schizomanes, etc., et en avons tiré des conclusions générales et nouvelles. Nous avons jugé utile de donner une esquisse psychologique sur l'enfance au point de vue de son activité, en insistant sur son caractère réflectif, imaginatif et instable.

Nous avons développé les causes psychologiques et sociales de la fugue et en avons donné plusieurs définitions générales et spéciales, basées sur les mobiles qui peuvent déclancher la fugue, et qui conviennent pour un grand nombre de cas.

Nous avons admis la fugue comme *une insuffisance, une défaillance de réaction* et l'avons attribuée *à la dégénérescence.*

Dans notre deuxième partie, nous avons donné un aperçu des différentes classifications de la fugue. Nous avons considéré la fugue comme *une réponse à une excitation, donc une réaction*, aussi nous lui avons fait *une nouvelle classification* à ce point de vue. Cette manière d'envisager la classification de la fugue nous a semblé rationnelle et supérieure à toutes celles que nous avons connues.

Nous avons étudié ensuite les états d'idiotie, d'imbécillité et de débilité au point de vue de leur activité et de la fugue. Nous avons cité de ces états les délimitations de plusieurs auteurs. Nous avons sérié nos fugueurs dans ces trois groupes neuro-psychiatriques de malades.

La majeure partie des fugueurs se recrute parmi les sujets atteints d'instabilité, d'émotivité, de débilité et de perversions morales ou instinctives. Nous avons tracé leur portrait psychologique et rappelé les réactions antisociales qu'ils sont capables d'avoir.

Dans la troisième partie, nous avons relaté 28 observations inédites, personnelles ou recueillies, pour lesquelles nous sommes redevables à notre éminent maître M. le professeur H. Claude, qui nous a permis si aimablement de suivre nos malades à la Clinique des Maladies Mentales et de l'Encéphale de la Faculté, et à M. le Docteur G. Heuyer, qui, à l'Annexe de Neuro-psychiâtrie Infantile, a mis à notre disposition de riches documents cliniques et nous a facilité énormément notre tâche. Nous leur présentons ici notre plus sincère gratitude et notre plus profonde admiration.

Dans la quatrième et dernière partie, nous avons parlé de l'étiologie hérédo-sociale de la fugue et de la dégénérescence. La prophylaxie mentale a retenu naturellement notre attention parmi les mesures médico-sociales de lutte pour combattre les causes de l'arrériation et en prévenir les nouvelles générations .

Nous ne saurions faire mieux en parlant de la prophylaxie mentale infantile que d'insister sur l'œuvre de l'Annexe de Neuro-psychiâtrie dont nous avons donné un tableau des moyens d'action sociale et reconnu le rôle qu'elle est appelée à accomplir dans l'avenir de ses pupilles.

Nous avons essayé une comparaison entre les Maisons de Préservation et de Réforme et l'Annexe du Patronage, qui nous a servi de type de description.

Enfin, nous avons cité des opinions pour et contre l'intérêt qu'il y a à s'occuper de l'enfance anormale et terminé en insistant sur la portée médico-sociale de la prophylaxie mentale des enfants.

PREMIÈRE PARTIE

De la Fugue et des Fugues infantiles

CHAPITRE PREMIER

GENERALITES
LA FUGUE DE QUELQUES INSTABLES ET EMOTIFS ADULTES ET ENFANTS

En pathologie mentale ce sont les troubles de l'activité qui attirent les premiers l'attention de l'ambiance. Parmi ces troubles les fugues (de fuga, fuite) sont des plus intéressants.

Dans la fugue, et sa forme « chronique » le vagabondage, on a voulu voir une tendance innée de flâner, de déambuler; une tendance atavique, sociale ou familiale, comme on en relève chez les tribus nomades et les romanichels errants.

En effet, la psychologie des fugueurs est caractérisée par un besoin de mouvement, une soif de liberté, un goût pour l'indépendance, pour l'espace, le grand air. une tendance proéminente pour les voyages, les déplacements : « un continuel besoin d'être ailleurs, d'aller plus loin, poussé par la croyance à jamais déçue, que le bonheur est aux lieux où l'on arrive. » (Logre).

Souvent asthéniques, les fugueurs n'aiment qu'une vie facile et pleine d'aventures, sans contrariétés, ni efforts. Presque tous les fugueurs sont atteints d'instabilité constitutionnelle. Il leur manque les caractères de sociabilité, d'adaptabilité qui font de l'homme un être social. Ils n'ont donc pas cette malléabilité, cette plasticité de constitution qui faciliteraient leur enrôlement dans les rangs de la société.

On note chez les fugueurs un amour pour la nature, pour la mer, pour l'étranger, pour les animaux et les choses. Ils voudront vivre une vie naturelle, s'occupant de menues affaires et de culture. Ils préféreront les professions ou les métiers qui pourront satisfaire leur goût du mouvement ; ainsi, ils deviendront plutôt chauffeurs, cheminots, mousses, commis-voyageurs, etc.

On ne saurait pas classer comme pathologiques, si on ne décèle pas des anomalies appréciables, certaines tendances qu'on rencontre souvent chez les fugueurs, comme l'instabilité, le goût pour le nouveau et pour le péril ; la société peut se servir de ces penchants pour l'expansion de sa force au-delà de ses frontières naturelles et des mers. On ne doit pas voir non plus dans tout acte osé, hardi, périlleux une activité psycho-pathologique. La diversité et les fluctuations du niveau psychologique de la masse sociale présenteront un charme intéressant et auront une utilité pratique et instructive. Le ministre de la Marine, M. G. Leygues, parlant de l'esprit qui caractérise le marin, a déclaré : « pourquoi l'homme veut-il être marin ? Pour connaître des contrées lointaines, pour voir des pays merveilleux, et parce qu'il a le goût du risque. » Les troupes coloniales donneront « aux jeunes gens, désireux de connaître ces pays lointains l'occasion de satisfaire leur goût des longs voyages et des aventures ».

Dans cette passion pour la déambulation, qui emprunte pour se satisfaire les moyens les plus divers de locomotion, l'imagination est une des facultés qui est le plus en cause avec l'instabilité du sujet.

Toutes les variations prononcées de la tension psychologique, la colère, la douleur, l'anxiété, les haines, peuvent créer de nouvelles réactions, qui suivant leur intensité se rapprocheront aux confins des réactions pathologiques.

D'après une légende, c'est à la suite d'un remords ou d'une peur exagérée de persécutions commises vis-à-vis de son peuple et de Saint Grégoire (l'Illuminateur), qu'il avait condamné à la peine de vivre dans un gouffre, que soudain, Tiridate II, le roi d'Arménie, se croyant métamorphosé en sanglier, s'est évadé du palais et a parcouru les forêts comme un possédé.

La fugue résulte souvent d'un conflit entre le conscient, le subconscient, entre l'individu et la Société. Dans les pages qui suivront nous allons mentionner en quleques mots des *complexes familiaux* ; pour en donner immédiatement un exemple nous rappellerons une autre histoire non moins légendaire que la première, des méfaits de la haine et de la jalousie : nous voulons faire allusion au crime de Caïn, suivi d'une fugue.

La douleur physique peut servir aussi de prétexte à la fugue ; nous connaissons l'histoire d'un père de famille qui éperdu de la douleur provoquée par une plaie au doigt, quitte la maison pendant la nuit, dirige ses pas vers le bord de la mer, et qui pour se débarrasser de la douleur, pense se noyer... ses enfants lui apparaissent devant les yeux, il rentre.

L'amour du pays, du foyer, chez des personnes qui ont été obligées de rester loin de leur famille (militaires surtout) peut être cause de désertion, de fugue. C'est la fugue par « nostalgie » de TRENEL, « par ce besoin impérieux de se retremper dans leur milieu ».

L'instabilité, caractère qui domine la psychologie de l'activité du fugueur, paraît être la qualité la plus responsable dans la fugue et dont le rôle est des mieux établis.

Dans le terme *constitution instable*, mis en cause dans l'apparition de la fugue, on arrive à distinguer l'intervention de certains éléments, spécialement des systèmes vago-sympathique et pluriglandulaire, dont le déséquilibre et l'éréthisme seraient à l'origine des troubles de l'activité et de la fugue.

Le caractère cyclothymique de certaines fugues infantiles en rapport avec une périodicité neuro-végétative est amplement exposé dans la thèse du Dr ROUSSEILLIER.

L'instabilité est la manière de se comporter non seulement de certains fugueurs débiles, mais aussi quelquefois des hommes intelligents ; on les a reconnus sous les noms de « dégénérés supérieurs », de « déséquilibrés » ou d' « excentriques ». Parmi ces instables, le plus souvent émotifs, on rencontre des hommes de talent, comme ce rêveur, ce voyageur naturaliste, ce « génie émotif » qu'a été J.-J. Rousseau. Un autre instable, voyageur inquiet, Amiel, le philosophe, qui « se plaisait, en émule de Rousseau, à de longues excursions pédestres ». Un dernier instable, insatisfait, un déserteur, celui-ci un militaire et littérateur, Paul-Louis Courrier ... Il y en a plusieurs parmi les normaux « originaux ».

Ce caractère d'instabilité est un des plus évidents en matière d'activité et de comportement et un des mieux répartis dans toutes les échelles de l'intelligence.

A côté des « associaux » et des « anti-sociaux » inférieurs, des globe-trotters, qui se complaisent dans leur marche nonchalante « incapables de sédentarité et qui suivant leur situation sociale, déambulent sans arrêt à travers les palaces et sur les paquebots internationaux » on rencontre donc des instables supérieurs, utiles souvent, qui envahis par le désir de s'affranchir des devoirs sociaux et de ses coutumes, s'isolent ou se livrent à une lutte persévérée. C'est dans les termes suivants que M. L. Bopp, explique cet état réfractaire à l'adaptation sociale : « la vie de société, dit-il, exige un exercice mental souvent différent de celui de la vie solitaire, car elle réclame une adaptation à d'autres pensées que les nôtres, des parades de défense, des attaques, des concessions, au lieu que dans l'isolement on constitue un système clos. » (1)

L'instabilité, les goûts de ces voyageurs perpétuels

(1) Léon Bopp, H. F. Amiel; *Essai sur sa pensée et sur son caractère.*

seront bien mis en relief dans le langage imagé de M. L. Bopp : « Et puis, on se désagrège à rompre sans cesse les liens, si lâche soient-ils, qui vous rattachent à une famille et une patrie. Les voyages développent l'instabilité mentale. L'agitation qui n'est pas de l'action, s'empare de vous. On souhaite toujours d'être ailleurs car on ne se sent nulle part tout à fait à son aise. Une fièvre inconsciente vous saisit, qui vous oblige à partir constamment et vous suggère que c'est ailleurs, là-bas, que vous attendent les choses définitives. Et l'on s'en va toujours, en péché de vitesse, à la recherche d'une contrée dispensatrice de la paix. Mais on ne la trouve ni là-bas, ni plus loin : le tourment habite en nous. Il faut savoir s'arrêter au sens matériel comme au sens moral. Les natures transitoires qui, n'aynt point de tranquillité intérieure, ni de calme intrinsèque, croient découvrir en un point de l'espace le domicile de la sérénité, s'abusent. Mais demander la constance, c'est peut-être de demander de n'être plus soi-même, d'être guéri de soi, lorsqu'on se sent à ce point travaillé par l'inquiétude... chez Amiel comme chez les romantiques, la nature joue donc un rôle important, et chez lui comme chez beaucoup d'entre eux, on peut rattacher cet amour de la nature à une certaine insociabilité qui l'engage à rechercher la compagnie des choses plutôt que celle de ses semblables, à un certain orgueil qui ne se trouve à l'aise que dans la solitude ou en présence des êtres qui ne s'insurgent point contre telle ou telle de nos interprétations, à un certain égoïsme, à une certaine paresse qui préfère la sensation au travail, à une réelle affection pour les sites, les plantes et les animaux en même temps qu'au désir relativement original à cette époque, d'utiliser leurs ressources pittoresques à une certaine lassitude qui cherche dans le silence et la pureté des campagnes un remède contre le tapage et l'atmosphère parfois malsaine des villes, et même, au bonheur de s'enfuir d'un logis revêche de célibataire. »

Chez certains fugueurs, candidats au vagabondage, on est rarement surpris de trouver un « chemineau ». Pour ces types, épris du sentiment de la nature, Régis a pu dire que « au fond de tout déambulateur impulsif heureux d'aller par monts et vaux, il y a je crois un poète plus ou moins fruste plus ou moins conscient. »

Parmi les fugueurs, il y en a qui sont des autistes, des « rêveurs éveillés » ou des schizoïdes.

Nous allons résumer ici la conduite migratrice d'une jeune fille, Mlle S., qui dès l'enfance a été remarquée par son caractère bizarre, instable, par sa turbulence et son indiscipline. Dès l'âge de 10 ans elle s'évadait de la maison paternelle pour se promener sur les places de la ville ; elle y trouvait « des choses intéressantes ». A la pension elle faisait des escapades pour visiter la ville. On la prenait pour une « piquée ». A Berck où elle a été pour une affection osseuse, quittait tout le temps l'hôpital pour se promener sur la plage. Elle était le chef de file d'une bande de gosses qu'elle commandait au cours des excursions champêtres et des maraudages. C'est une jeune fille insouciante du milieu et de ses mœurs, légèrement indifférente, et qui manifeste une indépendance dans ses idées et ses actes. Elle aime le déplacement,

« j'adore ça » dit-elle. Elle a travaillé pourtant assez régulièrement dans quelques établissements à Paris et dans les banlieues.

Les 3-4 dernières années elle a visité la Belgique, l'Angleterre, l'Italie et les différentes régions de la France. Elle empruntait tous les moyens suivant les circonstances, mais surtout elle préférait sa bicyclette. Elle voyageait soit par amour excessif pour la mer, soit par besoin de voir les montagnes, par curiosité ou pour dissiper un « cafard ». Elle faisait des parcours de 120-130 Km. par jour ; elle variait ses voyages par la marche ; elle partait sans chapeau, elle n'aime pas le mettre, sans provisions, sans aucune autre précaution, sans itinéraire, souvent accompagnée d'une amie. Cette « promenade » mouvementée à travers la campagne, les villages, dans le grand espace, sur les grandes routes départementales ombragées, lui plaisait énormément. Elle parle d'une franchise sans égard ; elle n'avoue aucune perversion sexuelle. On l'a arrêtée une fois pour vagabondage ; une autre fois elle est restée une nuit à la gendarmerie de la frontière Belge pour trafic de tabac et a payé à cette occasion 500 frs d'amende. Elle n'en est pas mécontente parce que « ce sont de bons souvenirs ». Elle raconte ses aventures avec une certaine satisfaction et ne trouve aucun caractère anormal à ce qu'elle a fait. Pendant ses voyages elle ne cherchait aucun confort : elle se contentait d'une couchette dans une maison campagnarde hospitalière. Elle a « horreur » de ressembler à une femme, d'ailleurs elle n'est pas coquette, elle a l'allure d'une garçonne ; manières viriles, brusques, voix forte, cheveux coupés. Partout elle serait mieux, excepté là où elle se trouve. Elle voudrait avoir un triporteur et traverser les rues de Paris, surtout l'avenue de l'Opéra. Elle est lettrée : elle a reçu son certificat d'études à l'âge de 11 ans et son brevet élémentaire à 14 ans.

Après avoir quitté l'établissement où nous l'avons connue, elle nous renseigne sur ses projets d'avenir : « Pour le moment, dit-elle, je me laisse vivre paresseusement à Z, à moins qu'une idée subite d'aller en Cochinchine, ou ailleurs ne traverse ma pauvre tête, alors j'enfourcherai ma bicyclette et rien ne m'arrêtera... »

La fugue chez les écoliers n'est pas rare ; elle est connue sous le nom d' « école buissonnière ». Ces fugueurs sont souvent des pervers paresseux ou des émotifs. L'élève émotif sous l'impression d'une réaction émotionnelle forte fera une fugue ; telle est l'histoire d'un petit écolier de 11 ans, qui à la suite de fautes de lecture, giflé dans la classe par son frère aîné, venu pour l'écouter, quitte la classe, lance ses sabots à la figure du concierge qui tente d'empêcher sa fuite, et s'abrite chez sa tante pour se cacher de son frère... Que s'est-il passé dans ce cœur d'enfant ? Avait-il été touché si profondément dans son amour-propre ? Toujours est-il qu'il n'est pas retourné à l'école ; ce choc avait décidé de son sort.

L'élève paresseux fuit parce qu'il n'a pas fait son devoir ; il ne veut pas être puni pour cela, ni grondé ; dans la marche sans but, dans cet état de passiveté, il trouve autant d'attrait qu'il y a d'imprévu, de hasard et moins d'effort attentif.

Il quitte donc la classe, se promène dans les endroits déserts de la ville, les jardins ou la place du Marché, devant les forains. L'enfant dans la ville flâne dans les rues, devant les vitrines ; à la campagne, l'enfant déserteur de l'école, se trouve à proximité d'une ferme, d'un troupeau, dans un champ, ou sur le bord du ruisseau.

Ces deux types d'enfants font du maraudage, volent de l'argent, des voitures, etc. Dans leur déambulation, ils peuvent chercher à assouvir leur appétit sexuel. Avec cette tendance de réaliser tout ce qui passe par leur tête, ils tenteront d'aller au Havre, en suivant la Seine ou vers tout autre endroit, en suivant les lignes de chemin de fer ou du tramway. Les petits campagnards franchiront les collines qui limitent la campagne, viendront vers Paris, attirés par la renommée de ses multiples merveilles et surtout par la force magnétisante qu'exerce sur eux la Tour Eiffel.

Rogue et Fursac ont bien décrit le caractère instable des fugueurs et des vagabonds, leur emploi du temps pendant la fugue. Des fois, c'est une « vocation » qui les appelle à quitter leur domicile : « les garçons, pour chercher un travail, les filles pour devenir danseuses d'Opéra ».

L'AMBULOMANE AUTISTE

Certains enfants raisonneurs, rêveurs, émotifs et surtout des adultes ou adolescents, aiment la marche, parce que cela leur assure le calme nécessaire qui les incitera à la pensée et à la méditation. Ceux-ci, ce n'est que pour activer leur idéation qu'ils entrent dans la déambulation. Le goût du mouvement se trouve ainsi placé sous la domination du goût pour l'introspection, l'isolement psychique. Il se crée ainsi un état qui paraît en contradiction avec ce qu'on voit ordinairement chez les fugueurs et les voyageurs habituels, c'est-à-dire rien qu'une tendance à se déplacer. Dans notre cas, la tendance de marcher est plutôt secondaire. Le seul souci du sujet est une vie intérieure, une existence schizoïde. Nous serons tentés d'appeler ce type de marcheurs, *autiste actif*, *ambulomane autiste*, et nous verrons dans ce *marcheur autiste*, un cas *mixte* de fugue, une *fuite fermée*, si nous osons nous exprimer ainsi. C'est parce qu'il a besoin de penser qu'il marche et s'il marche, c'est pour pouvoir penser. Ces deux sortes d'activité, motrice et mentale, servent de stimulants l'une pour l'autre. Voilà donc deux états différents d'activité, qui d'habitude se présentent séparément, mais qu'on voit ici réunis, en *circuit fermé* et qui établissent une relation et un parfait équilibre. Dans cet état, *l'activité marche et l'activité pensée* se réalisent et se complètent l'une par l'autre ; pour ainsi dire, la marche constituera une partie de la pensée et la pensée une partie de la marche. Cette forme double de fugue, d'*insularisation* entière, paraît évidente chez J.-J. Rousseau. Cet auteur parlant de ses voyages, dit : « Jamais je n'ai tant pensé, tant existé, tant vécu, tant été moi, si j'ose dire, que dans ceux que j'ai faits seul et à pied. » Cette *déambulation associée* correspond peut-être à celle du vagabondage ; si elle n'est pas tout à fait la même, elle est un vagabondage du corps, qui sert de béquille à la pensée. Ces états de conscience ne paraissent-ils pas en contradiction avec ce qu'a dit P. Janet : « Penser, c'est retenir d'agir » ?

QUELQUES FORMES CLINIQUES DE LA FUGUE

R. Dupouy et P. Schiff distinguent deux formes cliniques de fugues : « *Les fugues répulsives* d'une part, causées par les impulsions plus ou moins irrésistibles et conscientes, que l'alcoolique, l'anxieux, le confus, le persécuté mélancolique, le commotionné ou l'émotionné éprouvent à fuir l'endroit où ils se trouvent. *Les fugues propulsives*, d'autre part, qui poussent vers un endroit déterminé le déséquilibré, l'halluciné à voix impérative ou l'hypomaniaque. » (1)

Pour Mallet, la fugue peut être ramenée à trois formes : 1° *Incohérente :* démentielle, fugue paradoxale de Charpentier, celle du confus, de l'épileptique, du délirant, du paralytique général, etc. ; 2° *Cohérente :* celle du dégénéré impulsif en temps de guerre, celle de l'hyperémotif constitutionnel ou accidentel, du peureux pathologique, du déprimé ; 3° *Organisée :* celle du poltron, déficient ou non dans ses moyens de résistance contre la peur, poltron pathologique dans le premier cas. (2)

Les formes sociales de la fugue et du vagabondage se réalisent chez les marcheurs du monde, les ouvriers à la recherche d'un travail, les criminels errants, les

(1) R. Dupouy et P. Schiff : *Sur l'étiologie et les caractères cliniques de certaines fugues.* Automatisme ambulatoire constitutionnelle nov. 1923 A. M. P.

(2) Discussion à la séance de la Société méd. psych., nov. 1918.

mendiants, les trimardeurs, les routiers, tous le plus souvent « des oisifs, indolents, inaptes au travail. »

A côté des fugues dans la généralité des cas *conscientes*, il y en a de rares qui sont *inconscientes* et *amnésiques*. Ces fugues sont décrites surtout par A. Joffroy et R. Dupouy et Charcot. Les cas les plus typiques de ces fugues sont offerts d'après ces auteurs, par l'automatisme ambulatoire, le somnambulisme, par les états seconds épileptiques et hystériques.

Sicard, sous le nom de *tasikinésie*, comprend les états caractérisés par une tendance à une hyperactivité, surtout à une hyperactivité de marche, qui se révèlent au cours des états psychopathiques divers : excitation maniaque, les fugues des déments précoces, des débiles, des épileptiques, et surtout des encéphalitiques épidémiques.

DIFFERENTES FUGUES EN PATHOLOGIE MENTALE

La fugue, cette réaction morbide, se voit dans plusieurs états psychopathiques. On la rencontre dans tous les cas de suractivité motrice et intellectuelle, dans les états de dépression ou d'inhibition. Les malades, chez qui la fugue est observée le plus, sont : des hystériques, des épileptiques, mélancoliques, déments, impulsifs, hypomaniaques ou maniaques, psychasthéniques, post-encéphalitiques. La fugue est fréquente dans les états d'excitation toxiques, confusionnels, hallucinatoires, délirants, abouliques, etc., et dans tous les cas où l'automatisme mental est libéré.

La fugue peut être la conséquence de la claustrophobie, de la dipsomanie, de tout état de phobie ou d'impulsivité, de l'érotomanie, etc. L' « écdémomanie », c'est le besoin de quitter la maison sous le plus léger prétexte. Le « migrateur » de Foville, caractérise le besoin de changer de résidence. Ce sont tous des états particuliers, qui cachent sous cet aspect d'instabilité, divers états psychopatiques constitutionnels. (1). (Féré).

Dans les états de fugues, les malades peuvent commettre des délits, crimes ou suicide, se livrer à des voies de fait ou à tout autre acte plus ou moins grave.

La déambulation qui résulte de la fugue, mérite d'être nommée *voyage pathologique*, sans tenir compte du mécanisme qui l'a engendrée, ni de l'état de conscience qui l'accompagne.

(1) Pathologie de l'émotion.

CHAPITRE II

SYNONYMIE

On a employé plusieurs expressions pour désigner la fugue. L'idée principale qui domine chacune de ces appellations consiste dans la notion d'un besoin d'action impulsive ou de déambulation. Mais comme font remarquer BENON et FROISSART, presque tous ces noms ne sont vrais que pour certains cas particuliers, plus ou moins fréquents de fugues ou de vagabondage, que ces différents observateurs ont examinés et pour lesquels d'ailleurs ils ont créé ces qualifications.

Voici une nomenclature des synonymes de la fugue de différentes catégories, que nous empruntons de BENON et FROISSART, en y ajoutant quelques autres :

Aliénés migrateurs (FOVILLE) ; Aliénés voyageurs (TISSIÉ) ; Dégénérés migrateurs (WAHL) ; Automatisme ambulatoire (CHARCOT) ; Délire ambulatoire (RAYMOND, CLAUDE et BEAUDOUIN) ; Impulsion à la déambulation, déterminisme impulsif (DUPONCHEL et DENOMINI) ; Déterminisme ambulatoire (VERGA, BORRI, AVETA, FUNAIOLI) ; Vagabondage impulsif (PITRES ET GÉHIN) ; Dromomanie (RÉGIS et DUBOURDIEU) ; Manie ambulatoire (J.

Berkley) ; Poriomanie (Donath, Burgl) ; Automatisme de la mémoire (Motet) ; Client d'Orient (Kræplin) ; Désertion paradoxale (Charpentier) ; Voyageur perpétuel (Thevenin) ; Déserteur-voyageur (Grasset).

Les cas de fugues associées au mensonge pathologique sont appelés « fables en marche » par Dupré ou « mythomanes errants » par Dupré et Tramnot. L' « ambulomanie primitive » et le « pavanoïa ambulatoire » sont des états voisins qui constituent des cas spéciaux de fugues. Le juif errant de la Salpêtrière (Meij) et le tourisme pathologique (Tissié), sont plutôt des cas de vagabondage.

FUGUES ET VAGABONDAGE. DEFINITIONS

Les auteurs qui se sont occupés de la fugue, ont essayé de l'encadrer par une définition. S'ils ont échoué dans cette tentative, c'est que la question comportait plusieurs difficultés. En effet, la fugue présente plusieurs formes, suivant les troubles mentaux dont elle n'est que le symptôme. Définir ce symptôme observé dans presque tous les cas de la pathologie de l'activité, mais qui change d'aspect et de mécanisme suivant l'état et l'intensité des obnubilations de la conscience, était un travail ardu.

Nous donnons ici quelques définitions, dûes aux auteurs les plus compétents, et qui pourront servir avantageusement à plusieurs point de vue.

Victor Parant, au Congrès des psychiâtres de 1909, à Nantes, définit la fugue morbide : « Toute acte de marche ou de voyage accompli par accès et déterminé par un trouble mental. » (1)

L'état de fugue pour se constituer, dit Raymond, a besoin des éléments suivants : 1° La fugue comprend une impulsion irrésistible à accomplir un acte ; 2° cet acte est accompli d'une manière intelligente ; 3° à la fin de l'action impulsive, il y a oubli complet. (2)

Ducosté définit la fugue : « Un accès de vagabondage sans motif. » (3)

Cottu la modifie ainsi : « Un accès de vagabondage quelquefois sans motif, quelquefois commandé par une cause imaginaire suivi ou non d'amnésie. » (4)

A. Ritti : « L'impulsion à la fugue est cette tendance qu'ont certains aliénés à fuir de chez eux et à s'en aller plus ou moins loin. » (5).

Cruchet (de Bordeaux) : « Tout acte subit et irraisonnable ou irraisonné qui consiste à s'enfuir momentanément de l'endroit où l'on est. »

Parmi les nombreuses définitions de Benon et Froissart, qui d'ailleurs diffèrent très peu l'une de l'autre, nous avons choisi celle-ci : « La fugue, au point de vue clinique, est un état psycho-morbide de l'activité survenant presque toujours brusquement, *transitoire* et *accidentel*, qui se présente sous forme de voyages, de marches, courses, fuites, etc. » Ils ajoutent ensuite : « *Le*

(1) *Les fugues en psychiâtrie*. XIXe Congrès des méd. alién. fr., 1909, Nantes.

(2) *Les délires ambulatoires ou les fugues*, Gaz. des Hôp., 1875, n° 76.

(3) *Des fugues dans les psychoses et les démences*. Arch. de Neurol., 1907.

(4) *Contribution à l'étude des fugues*, thèse de Paris, 1907.

(5) *Psychiatrie*, in traité de path. méd. et de thérap. appliqué, t. I.

fait de ne pas rentrer, l'état d'incertitude de l'entourage, constituent les conditions sociales de la fugue. » (1)

A. Joffroy et R. Dupouy en donnent la suivante : « l'abandon impulsif du domicile ou de la résidence. » (2)

Certains malades, dit Cottu, fuient n'importe où, parce qu'ils se trouvent mal où ils sont ; leur but n'est pas d'aller à Z, mais de quitter le point A. D'autres, au contraire, veulent aller à Z, quoiqu'ils ne se plaignent point d'être à A. » Encore assez souvent, il arrive que certains malades fuient n'importe où, sans être mécontents du lieu où ils se trouvaient et n'ayant d'avance aucun endroit en vue.

Charpentier, sous le nom de désertion paradoxale, entend « toute désertion dont le but est en contradiction avec la satisfaction de l'instinct de conservation. »

Nous donnerons aussi quelques définitions du vagabondage que nous aurons à différencier avec la fugue.

« Le vagabondage est un état morbide habituel de l'activité. On pourrait appeler le vagabondage un état de fugue chronique. » (Bénon et Froissart). (3).

R. Dupouy et A. Joffroy le définissent : « le fait d'errer sans vouloir ou pouvoir revenir à un domicile fixe. » (4)

Guillot définit le vagabondage : « la désertion habi-

(1) *Les conditions sociales et individuelles de l'état de fugue.* A. M. P., 1909.

(2) *Fugues et vagabondage*, 1909.

(3) XIXe Congrès cité et *Fugue et vagabondage*, définition et études cliniques, A. M. P., 1908.

(4) Ouvrage cité.

tuelle de la maison paternelle, de l'école et de l'atelier. » Cette définition qui concerne les enfants vagabonds est moins générale et il nous semble qu'elle vise plus encore la fugue que le vagabondage.

Le code pénal considère vagabonds tous les individus. « qui n'ont ni domicile certain, ni moyens de subsistance et qui n'exercent habituellement ni métier, ni profession ».

On s'habitue à faire des fugues. La fugue peut finir dans le vagabondage. L'état de vagabondage peut créer par la nature même du vagabond ou par la force des évènements ou incidents, une suite de fugues. « Il y a des fugueurs accidentels ou des fugueurs habituels, comme il y a des vagabonds d'occasion et des vagabonds d'habitude ».

DIFFERENCES PSYCHOLOGIQUES ENTRE FUGUEURS ET VAGABONDS

En quoi se diffèrera la fugue du vagabondage ? En quoi distinguera-t-on du vagabondage, l'accès frust, habituel ou avorté, d'un fugueur récidivant ?

Extérieurement, entre un fugueur et un vagabond, sauf dans des états confusionnels ou délirants, il n'y a pas de différence permettant une distinction entre eux ; cependant, psychologiquement, ils sont différents. Dans l'état aigu fugue, au début, la conscience peut être embrouillée, embrumée. Dans cet état, il se produit souvent une dépression, une chute de la tension psychique ou une excitation. L'activité du fugueur est quelquefois sous une charge affective pénible.

La conscience du vagabond est normale, égale à elle-même ; son état d'errement ne connaît que rarement des accès, des différences appréciables de niveau. Dans quelques cas de fugues émotives après le début de la fugue, l'ensemble de l'état de conscience change : les phénomènes d'excitation ou de dépression se sont atténués et ont même disparu. A cette phase, nous voudrions supposer la fugue cessée, parce que l'individu prend petit à petit ses contacts normaux avec son milieu ; sa conssience est claire, le niveau des états affectifs abaissé. C'est le retour du psychisme habituel, raisonné, équilibré. Souvent, c'est par indifférence ou par appréhension que le fugueur ne veut pas prendre contact avec le milieu qu'il vient d'abandonner. Les causes psychologiques qui ont pu conduire le sujet à la fugue, l'empêcheront aussi de se renouer avec ce milieu rompu. La différence entre fugueurs et vagabonds réside donc dans leur état de conscience, dans la durée et la forme de leur activité. Ces distinctions ne portent naturellement pas atteinte à leur nature. C'est, d'ailleurs, un peu à cause d'une ressemblance de fond et de conduite qu'on a décrit souvent l'état de fugue et de vagabondage sous la même couverture. La confusion s'accentue davantage entre ces deux états par l'emploi du terme juridique « vagabond », pour les fugueurs arrêtés pendant leur fugue, pour délit de vagabondage.

QUELQUES OBJECTIONS AUX DEFINITIONS ET LEUR ANALYSE

On peut faire les mêmes objections pour quelques-unes des définitions de la fugue, que Bénon et Froissart ont faites à l'occasion des synonymes de la fugue, et que nous avons relatés plus haut.

Les cas de désertion paradoxale observée pendant la guerre par Charpentier, avec perte de l'instinct de conservation sont, il nous semble, de vraies fugues pathologiques. Quant à la perte de l'instinct vital dont parle cet auteur, c'est un caractère essentiel de toute fugue. Ce point contradictoire est plutôt apparent ; c'est bien dans les buts plus ou moins conscients du fugueur que celui-ci cherche sa disparition ou sa mort. On peut considérer ces cas très proches des suicides indirects. Dans la désertoin et la fugue il y a toujours un peu de ces éléments psychologiques qui jouent un rôle dans les tendances d'auto-mutilation, d'auto-destruction, de suicide indirect et suicide, même quelquefois l'homicide.

Ensuite, « les conditions sociales » de la fugue, sur lesquelles ont insisté Bénon et Froissart à plusieurs reprises, n'étaient naturellement pas suffisantes pour créer un symptôme quand il n'existe pas. On ne saurait pas subordonner un problème psycho-pathologique aux conditions sociales. Nous pensons qu'une définition ne doit s'édifier que sur le mécanisme d'un acte au sur un état de conscience qui en est responsable. D'ailleurs, Vigouroux a fait cette juste observation : « Il n'est pas possible de baser un caractère distinctif d'un état morbide sur une condition aussi indépelndante du sujet ».

Le fait qui domine la fugue dans la pensée des auteurs c'est une *impulsion* suivie de *mouvement*. Sur ces deux conditions de la fugue, tous les auteurs sont presque d'accord. On ne pourrait pas se fixer sur la durée de la fugue et sur l'état de conscience inhérent.

Dans leurs formules, le mot « accès » correspond à l' « impulsion ». Le *mouvement* qui résulte de l'impulsion s'exprime sous la forme de marche, fuite, course, vagabondage, etc. La fugue est « transitoire », « passagère », « plus ou moins longue ».

Le caractère « accidentel » se rattache dans leurs formules à l'imprévu de l'acte. La conscience peut présenter tous les degrés, jusqu'à l'inconscience, l'oubli complet ou l'amnésie. Cet état « psycho-morbide » a comme causes apparentes ou déterminantes les « troubles mentaux », l' « aliénation », l' « imagination » ; mais aussi quelquefois sa cause est inconnue, il arrive « sans motif ».

Les auteurs qui ont exclu de leurs définitions les notions de la cause, de l'état de conscience et de la durée, ont naturellement plus de chance d'adapter leurs formules aux multiples circonstances dans lesquelles la fugue s'accomplit.

Nous considérerons la fugue rarement inconsciente et amnésique. La question de l'intelligence dans l'état de fugue reste très relative.

Une fois éliminée, les éléments secondaires de la fugue, c'est-à-dire la durée, les degrés de la conscience, la cause, nous tâcherons de voir si on ne pourrait rien avoir à reprocher aux deux charpentes qui caractérisent la fugue, savoir : à l'*impulsion* et au *mouvement.*

Le fait d'une fugue irréfléchie, signalé dans toutes les définitions ne concorde peut-être pas toujours à la réalité. Le réflexe psychique conscient peut être impulsif, mais souvent sous cette apparence il y a un long intervalle comblé par un processus lucide, des méditations. La fugue est, dans la majorité des cas, fonction de l'instabilité et compatible avec un comportement autre que celui de l'impulsif.

Cette conception de l'impulsion se trouve fixée, comme un reliquat, à la suite d'une tendance d'assimiler les états de fugue aux états d'inconscience et d'automatisme, aux « états impulsifs » tout court, *boîtes* obscures, insondables.

Les fugueurs mineurs que nous avons connus ne sont pas atteints d'une pareille *apsychie* temporaire. Au contraire, leur état de fugue est illuminé d'une vie intérieure discrète, difficile à voir du dehors à cause de cette couche qui s'interpose entre le moi *en recul* et le monde extérieur.

Donc, il nous sera difficile d'admettre rien qu'une impulsion dans le déclanchement de la fugue. L'acte de disparaître, de s'en aller, de s'abriter ne comportera pas toujours ce coup de ficelle. La soudaineté de l'action est de plus un caractère *d'extérioration* et ne doit pas exclure la possibilité d'une élaboration antérieure.

CONCEPTION DE LA FUGUE AU POINT DE VUE DE LA PSYCHOPATHOLOGIE GENERALE

Dans certains états psychopathiques le courant avec l'extérieur se trouve interrompu. L'activité s'atténue, n'apparaît, pour ainsi dire, plus sur l'écran du corps ; elle *s'introverse* dans le champ psychique, se transforme en ses états compensateurs de conscience, à la suite de *l'interruption* des relations du sujet avec le monde extérieur ou de *l'intériorisation* du circuit psychique de l'activité. La conscience devient étrangère à ses aptitudes de *s'extérioriser*, de se traduire en actes normaux, et de ce fait, une inertie relative s'installe. Cet *isolement* dans *l'immobilisation* se réalise aussi fatalement que tout autre acte moteur.

Il existe, en effet, une relation étroite entre l'activité psychique et l'activité motrice. Une perturbation survenue dans l'équilibre de celle-là peut refléter dans celle-ci. Les mouvements ou les réactions interprètent les modifications de l'état de conscience. L'impuissance de réagir, qui détermine la fugue ou tout autre trouble de l'activité, note un premier stade de « dissociation » entre les *éléments moteurs* et les différents *états de conscience*.

L'isolement « social », produit par *l'absence* ou la *fugue*, nous paraît être un fait relativement secondaire; l'isolement qui résulte de l'inaptitude aux réactions efficaces commence plutôt par la sphère de la conscience, à la faveur d'un décalage constitué entre elle et ses différents organes de défense. La conscience, dans certains états pathologiques, pour se réaliser n'utilisera que des états de conscience ou de subconscience, sans avoir recours à l'action, donc *sans changer de place*. La conscience est apte à réaliser ses buts *par des actions non traduites à l'extérieur*, c'est-à-dire *par des tendances à l'acte figées en états psychiques sous formes d'opérations mentales, en actions immobiles*. Etant donné cette abstraction plus ou moins accentuée de l'activité adaptée, l'état de conscience va augmenter ses « tendances à se dépenser en un autre état de conscience » : il en résultera une conscience *néoformée, insulaire*, pouvant servir de refuge à la conservation du moi. Cet état morbide connaîtra les mêmes causes dont nous allons montrer la responsabilité dans la fugue, savoir : *l'affaiblissement réactionnel de l'individu*.

Nous admettons ainsi, *à côté des troubles de l'activité à manifestations extérieures*, des troubles de l'activité qui trouveront leur écho dans la vie intérieure, c'est-à-dire, *des troubles de l'activité à manifestations intérieures ou psychiques*.

L'activité psychique isolée. sera favorisée soit par des troubles affectifs, soit « par défaut d'impulsion » ou « par excès d'inhibition » des centres sensitivo-moteurs. L'individu au lieu de diriger son action en dehors, vers des fins utiles et pratiques, l'incline en dedans, vers l'effet recherché, brûlant ainsi plusieurs étapes d'activité, évitant les obstacles, les conflits et la lutte.

Nous convenons qu'un des éléments constituants de la fugue, *l'action extérieure*, est un attribut *sine qua non* de la fugue ; mais, si au point de vue de ce qu'on appelle vulgairement la fugue, cet attribut est nécessaire, il n'est pas indispensable au point de vue de la psychopathologie générale.

En effet, la fugue peut se manifester soit comme un phénomène neuro-musculaire ambulatoire, soit comme un phénomène psychique dans lequel la déambulation, le voyage se réalise par un *équivalent mental.*

L'étude de la fugue, sous l'angle de l'activité générale, a pu nous conduire à l'idée d'une *fugue sans mouvement*, considérée en tant qu'état de conscience, comme une forme de réalisation abstraite, une *fugue amputée*.

Mais, les antécédents de cette conception sont semés peut-être un peu partout. Déjà, au XIXe Congrès de Nantes en 1909, dans la pensée de R. Dupouy, qui s'est intéressé le plus à la question, un doute se formait sur l'élément *mouvement* de la fugue. Il y a fait l'observation suivante, qui nous semble contenir un rudiment de vœux pour éliminer l'idée de marche, de fuite, de déambulation, à laquelle on paraissait alors donner plus d'importance qu'elle ne méritait : « Il y a des cas, dit-il, dans lesquels les sujets se cachent dans un abri ignoré de tous, désertent leur domicile et ne marchent, ni ne voyagent... l'élément essentiel de la fugue n'est donc pas tant le déplacement, la déambulation mais surtout la disparition, la fuite, en un mot, l'abandon du domicile ».

Cette objection diminuait peut-être un peu la tendance de ne voir dans la fugue que l'activité et réduisait cette dernière, autant que possible, à ses mobiles psychologiques. Naturellement, cet auteur était bien loin de vouloir dire ce qu'il pense aujourd'hui sur la question. Les lignes que nous allons transcrire plus loin de R. Dupouy et S. Schiff, vont nous démontrer, que *l'idée de la restriction, au moins partielle du mouvement*, a fait depuis une rapide évolution. Aujourd'hui le *mouvement*, le *déplacement* est supprimé ; mais l'état qui s'en est suivi s'est revêtu d'autres noms. Nous voyons ces auteurs, avec beaucoup d'autres, admettre dans leur article écrit en 1923, des fugues purement mentales, des fugues « immobiles » (1).

CONCLUSIONS

Notre conception générale de la fugue peut se résumer ainsi :

1° La fugue est la forme exagérée de l'activité normale.

2° La fugue touche d'une part à l'inactivité morbide et d'autre part à l'activité morbide.

3° C'est l'orientation de l'activité, sa déviation, sa direction qui crée soit l'état pathologique inactif, soit l'état pathologique caractérisé par un déplacement.

4° Le mouvement peut être inhibé au lieu d'être excité au moment de la fugue.

5° La fugue peut se réduire à un état de conscience,

(1) R. Dupouy et P. Schiff, *Sur l'étiologie et les caractères cliniques de certaines fugues*. Automatisme ambulatoire et ambulomanie constitutionnelle, nov. 1923, A. M. P.

à une représentation d'un autre niveau que celui de l'état habituel.

6° L'état de fugue motrice est l'extériorisation de cet état de conscience troublée ou modifiée.

7° En symétrie de la forme motrice de la fugue, il y a des fugues inertes, des *fugues amputées* ou « immobiles ».

CHAPITRE III

Fugues de l'enfance

CONSIDERATIONS PSHYCHOLOGIQUES

L'enfant n'est pas un homme en miniature, un *humunculus.* Ce point négligé, a beaucoup dénaturé l'œuvre des éducateurs. L'enfant est une personnalité en puissance, aussi ample d'imagination et de rêves qu'il est plus petit en expérience et en jugement, aussi grand d'émotion et de possibilité qu'il est plus jeune. C'est au début de l'adolescence seulement que s'effectue le majeur renversement de la formule psychique de l'enfant. Avant cette transformation ce qui les caractérise dès le plus petit âge, c'est une impressionnabilité, une tendance innée d'imitation. L'affectivité de l'enfant déborde des autres qualités encore en herbe. Il agit souvent sans aucun discernement. Son esprit n'est pas pénétré par les notion du *Bien* et du *Mal* et ne met par conséquent aucune intention dans ses actes, qui ne sont guidés que par le désir, l'instinct, la curiosité et le besoin d'action, d'ailleurs aussi naturel qu'indispensable pour son développement. L'enfant présente une intelligence en éveil, mobile et suggestible, une imagination en hyper-fonctionnement. Il est d'une réflectivité « myopsychique », prompte et physiologique. La tendance de son désir à « se traduire en acte est immédiate et irrésistible comme celle des réflexes... » « L'éducation, l'habitude, la réflexion » ne l'ont pas encore mutilé, refréné.

L'enfant ne se comporte pas *volontairement*, il a encore moins d'attention voulue. C'est dans cet état assimilable à une plaque sensible et captivante, que l'enfant grandira dans son ambiance. Le bon ou le mauvais souvenir de la famille lui servira de fondement pour son développement moral ultérieur.

Chez l'enfant le goût de voir et de voyager est naturel: à chaque clignement correspond une nouvelle prise de vue, une nouvelle leçon ; il a des membres automatiques. La nature est le livre dont il lit encore instinctivement les caractères, avec beaucoup d'intérêt et d'amusement. Par tous ses moyens l'enfant cherche à s'instruire ; il en épuise les éléments dans les champs, sur les bords de l'étang, où le conduisent enfin ses aptitudes et ses penchants.

L'imagination de l'enfance des côtes est souvent hantée par le mirage d'outre-mer : dans ses yeux on dirait le regard du premier navigateur qui s'éveille. Les enfants des ports et des côtes, du haut des falaises invoquent ce large houleux : ils cherchent à dissiper les brumes qui voilent la silhouette de l'île de Robinson Crusœ... Parfois il sont surpris le matin, de voir disparus les massifs du Nouveau Monde qu'ils croyaient avoir découvert la veille dans la lueur du crépuscule. Pour l'enfant l'horizon cache un rêve.

L'enfant a une initiative irréfléchie, spontanée ; il demande à créer tout seul ses jeux.

Le « besoin de liberté » de l'enfant, sa « soif d'indépendance » ne nous étonnent pas beaucoup, car pensons-nous, il n'y a pas d'autre instrument pour se forger, pour devenir soi-même que la liberté. Pour se juger, l'enfant ne sera-t-il pas mieux placé ? Est-il pour cela anormal ? N'est-il pas l'enfant cette branche que chacun de nous désirant mieux redresser, a fini par briser définitivement ?

ENFANTS FUGUEURS

Les fugues de l'enfance revêtent un caractère différent de celles des adultes. Quelques auteurs classiques n'ont pas cru devoir faire cette distinction, mais elle est faite aujourd'hui par plusieurs auteurs, elle est nécessaire.

Chez l'enfant on ne décèle presque pas les états psycho-pathologiques qui produisent habituellement la fugue chez les adultes. A peine trouve-t-on chez l'enfant quelques tendances psychopathiques constitutionnelles. D'autre part, l'enfant est loin d'agir par les mêmes causes psycho-motrices que l'adulte. La fugue de l'enfant diffère dans son mécanisme, ses mobiles, ses moyens de réalisation et sa fin. Sa fugue a une toute autre importance au point de vue médico-social et juridique, par les questions de prophylaxie qu'elle soulève et des mesures curatives et préventives qu'elle va nous suggérer.

LES FACTEURS CONSTITUTIONNELS, INTERPSYCHOLOGIQUES ET SOCIAUX DU DETACHEMENT DES ENFANTS.

Les fugues de l'enfance sont attribuables à une anomalie du caractère ou sont justifiées et normales.

Les causes sociales ou familiales qui peuvent provoquer la fugue chez des normaux, aggravent aussi le cas des fugueurs constitutionnels en facilitant le déclanchement de la fugue. Parmi les causes qui ont pour point de départ la famille, nous ferons mention d'une tendance instinctive qui apparaît chez l'enfant vers la puberté et qui consiste à effectuer une sorte de *séparation*, de *détachement affectif*. Cette période de *scission sexuelle psycho-physiologique*, s'aidant de la désaffection des parents ou de la misère, pourra devenir une occasion d'escapade du domicile familial. L'ignorance des vrais besoins de l'enfant prétexte un conflit entre les parents et l'enfant.

Dans ce même ordre d'idées la séparation des enfants de leur famille connaît une autre genèse, celle du *nœud passionnel*, des *complexes familiaux*, mis en lumière par Freud et Adler et dont le rôle est reconnu dans les troubles psychiques par la plupart des auteurs. Ces complexes psycho-sexuels incitent l'enfant à la révolte contre la domination parentale, contre le « Rival » ou le « Tyran ». L'enfant envahi par ce conflit, désire de s'enfuir. Le dialogue subsconscient aboutit souvent à l'abandon de la maison paternelle. Beaucoup d'enfants insoumis, inadaptés au régime parental complexe, à peine quitté le seuil de leur domicile, entreront en conflit avec le grand milieu, la Société.

Parmi les fugueurs, il y a un groupe constitué par des petits déshérités d'affection, malheureux, battus même, abandonnés au moins moralement. Les circonstances familiales, le taudis, la promiscuité, le manque de surveillance, la moralité des parents influent lourdement sur la santé et l'orientation affective de ces enfants.

L'enfant fugueur ou vagabond est souvent indifférent, triste ou misanthrope. Le vide produit par son détachement de sa famille se remplit alors par une affection pour la nature ; celle-ci toute accueillante, lui semble ouvrir ses espaces consolateurs. Mais plus malheureuse encore dans ce nouveau foyer, la jeune fille sans soutien, sans gîte, tombera dans une vie irrégulière ; l'adolescent ne sera pas plus heureux ; vagabond et oisif, il finira peut-être à la prison ou à l'asile.

Notre but n'est pas de développer toutes les causes de délinquance et d'amoralité chez les enfants. Nous voulons ajouter seulement, que parmi les enfants malheureux, il y en a qui sont de vrais « enfants martyres », comme en est un *Poil de Carotte*, et d'autres qui sont de vrais « bourreaux domestiques », des « fléaux de famille », des « tyrans familiaux » et de « faux enfants martyres ».

Dans notre deuxième partie, nous allons insister longuement sur les tares psychologiques, sur les stigmates et sur le caractère des anormaux ; il ne nous reste qu'à définir maintenant l'état de fugue chez l'enfant.

LA FUGUE FACTICE DE L'ENFANT

La fugue chez les enfants nous semble plus fréquente que chez les adultes, à moins que nous ne soyons dupes des apparences.

En effet, il n'y a aucune statistique notant la prépondérance des faits de l'un ou de l'autre côté. Nous nous contenterons de faire l'approximation suivante : chez ces deux catégories de malades beaucoup de cas de fugue sont ignorés soit parce que les fugueurs se conduisent bien, n'attirent aucune attention, soit parce que leur fugue ne prend pas de répercussions légales ou de police. Aussi, il est bien probable que la majorité des cas de fugue reste encore méconnue rien que de cette façon.

Les fugueurs adultes, s'ils sont atteints d'une maladie grave, sont reconnus dangereux déjà et internés. Ils restent en liberté, les fugueurs périodiques ou accidentels, qui se conduisent convenablement et qui par comparaison aux petits fugueurs ont plusieurs moyens pour dissimuler leur fugue.

D'abord, ils sont indépendants et ne doivent presque pas de compte à personne ; dans le cas contraire ils trouvent un prétexte justifiant leur absence. Une absence non justifiée ne peut d'ailleurs porter aucun préjudice légal, sauf dans quelques services (militaire surtout). Donc on les ignore presque. Les circonstances dissimulantes signalées chez l'adulte, tournent tout à fait à la défaveur du fugueur enfant. De ce fait, chez ce dernier, comme chez les militaires, l'état de fugue se constitue *artificiellement*.

L'enfant est absent ; n'a pas prévenu de son départ, personne ne sait où il est ; il est tard. La mère s'inquiète; l'aîné court chez un parent pour voir s'il y est ; le père va au commissariat, et la fugue se constitue. L'enfant rentre tard dans la nuit. Ce fugueur interrogé on se rend compte qu'il n'en est rien. C'est un enfant normal, un peu mobile, assez intelligent. Le soir dès qu'il a quitté l'école, l'atelier ou son domicile, il est parti avec quelques camarades de son âge à la fête de Rochechouart ; sa curiosité, son désir de marcher librement et les amusements qui résultent de la compagnie de ses semblables, l'ont entraîné un peu partout : le tumulte, les attractions, les jeux, le singe du forain, les illuminations l'ont ébloui... il n'a pas pensé à abandonner tout cela pour rentrer... et comme il faut se tirer d'affaire, éviter le pain sec, l'admonestation et suivant la chance toutes autres possibilités ennuyeuses, il a forgé un mensonge pour se défendre vis-à-vis des accusateurs de fautes graves...

C'est un schéma qui peut se superposer à plusieurs autres.

FUGUEURS DEBILES EMOTIFS ET INSTABLES

L'enfant anormal, débile, instable, émotif, éparpillé ou pervers est porté à faire des fugues ou du vagabondage plus que tous les autres enfants. Les fugues dûes à l'émotivité du débile, sont le plus souvent accidentelles. Elles connaissent une périodicité chez les cyclothymiques ou sont occasionnées par une colère, une réprimande, une scène de famille, une peur ou au contraire, par appât, par curiosité ou jalousie. Les émotifs, fugueurs accidentels, deviennent rarement des vagabonds. Ils sont de vrais fugueurs. Chaque fois que ces mêmes circonstances de choc se renouvelleront, la tendance de réagir par la fuite arrivera au bout de leurs pieds, ils franchiront la porte.

Un autre type se réalise par la fugue des débiles instables. Ils agiront habituellement sous l'influence des causes discrètes, leurs actes paraîtront spontanés. Ces fugueurs créent eux-mêmes les causes de leurs escapades; ils sont les fugueurs habituels d'aujourd'hui et les vagabonds délinquants de demain. L'émotif qui fuit par peur d'être grondé et l'instable qui ne peut pas rester en place sont des malades différents.

Sur ces deux types distincts nous allons donner des détails plus loin ; maintenant nous nous prposons de définir la fugue. Une étude n'est-elle pas déjà la meilleure façon de définir un symptôme comme la fugue ?

LA SIGNIFICATION DE LA FUGUE

En supprimant tout intervalle, tout processus intellectuel intermédiaire, nous allons dire que la fugue peut se réduire à la notion d'un arc réflexe. Quel est le caractère différentiel de ce réflexe ? En quoi diffère-t-il de tous les autres ?

C'est un reflexe psychique plus ou moins complexe, conscient et lucide dans la majorité des cas, mais pas forcément volontaire pour celà, ce caractère spécial étant souvent indépendant de la conscience qu'on voit accompagner la psycho-motilité.

C'est un reflexe *manqué*, un reflexe qui n'a pas abouti à son but, s'est réalisé avec une certaine inopportunité. Il est caractérisé par l'inefficacité, l'infériorité même de sa réaction ; il n'est pas maître de son but, il n'est pas à la hauteur de sa tâche, il ne peut pas l'être. C'est un reflexe inadapté, *un acte à côté*. Dans cet acte, l'observation relève une contradiction ou une opposition entre *les buts projetés* du fugueur et les moyens dont il peut disposer (ou dont il croit disposer) pour les réaliser. Donc, dans la plupart des cas, une disproportion entre *les buts* et *les moyens*.

Chaque fugue aboutit à la restriction de la liberté du petit fugueur, à cause des mesures familiales et correctionnelles qu'on prend après l'arrestation ou le retour spontané du fugueur. Tôt ou tard le fugueur est ramené chez lui : son but d'aller aux pays voisins ou traverser l'Atlantique, sera donc évanoui indépendamment de son désir (ou sous sa dépendance consciente ou non) sur les bords de la Seine. Malgré cette terminaison habituelle de ses évasions, il ne reculera devant aucun obstacle ; il recommencera. Il est obstiné dans son activité, il est irrésistiblement poussé de s'en aller ; il est désengrené, il est une feuille détachée. Ses buts avortés, son activité devient stéréotypée.

Cette nature de l'activité est due à l'insuffisance psychique, à l'insuffisance d'établir des rapports de cause à effet, par manque de jugement et de mesure, par défaut d'expérience, par la complète ignorance des possibilités, de ses forces, de soi-même et du milieu extérieur. Ces grandes lignes de comportement caractérisent une intelligence infantile, une mentalité, une réflectivité, un psychisme de débile, étant donné sa puérilité, l'invariabilité de ses réponses, son inadaptation et son insuffisance.

La psychologie ne dépend que des conditions qui lui sont faites par la structure et le fonctionnement de son organe, le cerveau. Le niveau psychologique de l'être n'est que l'effet, le reflet d'un autre niveau plus profond, plus substantiel et plus pondérable. Ces troubles, affaiblissement réactionnel ou insuffisance, inadaptation, instabilité ou inégalité de conduite, se manifestent non seulement sur les facettes superficielles de l'être, c'est-à-dire au niveau de la conscience ou de la subconscience, comme nous venons de le définir rien qu'au point de vue de la psycho-pathologie, mais aussi dans le plan de la physiologie de l'être par des symptômes, comme les vices de conformation, les défauts neuro-glandulaires, la fragilité, et enfin par la diminution de la résistance et de la ténacité de lutte pour l'existence.

LA FUGUE ET SES FORMES
SES DEFINITIONS, SES ORIENTATIONS.
REACTION ET DEGENERESCENCE

Les mobiles qui incitent à fuir, peuvent être situés en dehors du milieu de l'enfant. C'est le cas d'une attraction exercée par un autre endroit et des plaisirs qu'il compte y trouver. C'est la fugue par attirance, par recherche du plaisir et du nouveau.

Dans d'autres cas, également fréquents, on voit l'influence répulsive du milieu, mobilisant chez l'enfant une activité fugitive. C'est donc la fuite par choc émotif, par conflit ou par désaccord.

Enfin, la fugue peut se produire dans tous les états psychiques auxquels manque le contrôle de la conscience, le choix entre le plaisir et la douleur, c'est-à-dire le pouvoir qui oriente habituellement l'activité. Cette fugue se réalise dans les états confusionels, inconscients, automatiques, etc.

La fugue de l'enfant paraît peu motivée ; elle est un acte disproportionné à son excitant. Sur la courbe de comportement elle marque des à-coups, des cimes pointues. Ce que Kretschmer a dit pour le caractère des schizoïdes convient pour la conduite des fugueurs ; ils « représentent un type de tempérament qui se manifeste par sauts, leur ligne affective n'est pas arrondie et ondaleuse comme chez les syntones, mais est abrupte et anguleuse » (1).

Chez le fugueur habituel, la tendance à la fugue est constitutionnelle. L'instabilité est l'élément stable de son caractère.

Ce qui frappe l'attention dans la fugue, c'est plutôt l'imprévu de l'acte de l'enfant que la manière impulsive dont elle s'est réalisée ; ce qui navre l'ambiance, c'est plutôt l'indépendance, l'inadaptation du sujet que les actes qu'il a commis.

(1) *Recherches généalogiques et problème touchant aux caractères* (en particulier à celui de l'épileptoïdie) par E. Minkowska, A. M. P., 1923.

Le fugueur se distingue dans son activité en cela, qu'il dirige habituellement ses réactions ou sa défense vers la moindre résistance, à cause de l'affaiblissement de sa propre résistance réactionnelle, autrement dit à cause de son insuffisance réactionnelle.

Ce qu'il arrive au fugueur, c'est qu'un moment donné, tous ses moyens de défense se trouvent épuisés, immobilisés ou impraticables, les différents rouages de son activité psychologique étant bloqués, alors qu'une seule voie, la dernière qui persiste, reste ouverte : c'est celle de la fuite. Cette solution finale est sa dernière ligne de défense, elle tranche le nœud.

La fugue est le fait de se cacher, de s'isoler, de se réfugier, *ou de se soustraire de son milieu par une activité anormale*. Cette activité peut se créer soit à la suite d'un travail mental plus ou moins long, soit par le jeu de réflexe psychique immédiat, de l'impulsivité.

Le mouvement est appelé à dissiper une source d'énergie, de soulager l'inertie, la paresse de l'esprit, produite par un encombrement mental, un choc, par l'émotivité, l'anxiété et les poisons. L'activité compense la difficulté de réagir mentalement. Cet état d'insuffisance réactionnelle se manifeste surtout chez les enfants par la fugue, les larmes, la colère, la bouderie, les crises nerveuses, le mutisme, etc. L'enfant marche, fuit, cherche ces voies dérivatives, parce qu'il est devenu incapable de penser, de s'exprimer autrement.

L'acte de fuir paraît être une conclusion, une terminaison finale de faits antérieurs. La fugue nous semble avoir, en dernière analyse, le caractère d'une fatalité où l'activité une fois engagée ne possède aucune liberté de choix, ni d'action.

S'il faut faire un choix des définitions, au point de vue pratique, nous préférons celles de A. Joffroy et R. Dupouy et de Cruchet.

Essayons à notre tour de définir la fugue selon notre conception.

Est fugue, tout acte qui a pour but de dissiper un état de conscience douloureux ou déprimant, de libérer l'individu de l'action des facteurs pénibles. Ces facteurs, qui peuvent résulter aussi d'une vie réprimée, fermée ou de toutes abstinances, trouvent leur soulagement soit dans l'activité motrice, soit dans la sérénité de la solitude ou de la pensée.

Le fait de quitter un endroit d'une façon qui paraîtra non justifiée, peut constituer une fugue.

Dans certaines circonstances cette disparition peut avoir comme raison une affection ; le but peut en être de laisser la personne aimée dans l'inquiétude. Le fugueur, dans son cachot, voudra constater l'effet de sa disparition. Cette fugue sentimentale s'apparentera à la malignité du sadisme ou du masochisme.

La fugue est une façon *de rompre* ses relations *avec son milieu* : elle est une bouderie en action.

La fugue est le fait de disparaître de la vue des personnes avec lesquelles on est en conflit. Le but de cet isolement, de cette *insularisation* momentanée de la personnalité ne peut être que le souci de *rester à l'abri de la vue ou de la connaissance* de ces individus.

Le souci intime, instinctif du fugueur est de se soustraire de toute contrainte et de toute domination. Il est un *schizoïde ambulomane* accidentel ou périodique.

Toute activité fugitive contient une charge d'anxiété qui l'excite. La fugue est une réaction de détresse.

Tout choc émotif incite à fuir.

Toute source de plaisir attire.

Le but du fugueur peut être, dans certains cas, le vagabondage ou de se créer une vie facile, paresseuse, oisive, une existence à sa manière.

La fugue crée un *abri* dans lequel le sujet se sentira naturellement bien à son aise, loin de toute contrariété et de réaction pénibles, comme embusqué derrière un rempart.

La fugue est le fait de s'enfuir de l'endroit où l'on est.

La fugue consiste dans l'acte de quitter accidentellement un endroit.

La fugue, est une activité imprévue qui oblige le sujet à changer de résidence.

Est fugue, tout acte qui se dirige *discrètement* vers un *but* pouvant assurer une satisfaction.

La fugue est une activité qui conduit ailleurs.

Si on compare la fugue à un réflexe brusqué, le vagabondage en peut constituer la trépidation.,

Si la fugue est une crise hystérique, le vagabondage en est la conduite capricieuse habituelle.

Si la fugue est une colère, le vagabondage est une « colère durable », une « colère d'habitude », une haine.

La fugue est un vagabondage « ouvert et passager », le vagabondage une fugue « retenue et suivie ».

Le vagabond est le type social du fugueur tandis que ce dernier est le type familial.

La fugue se produit comme tout autre acte par l'intervention de divers facteurs psychiques.

Les fugueurs qui s'éloignent de la vie sociale se dirigeant instinctivement vers les marges du courant, nous prouvent leur incapacité dans la lutte : car ces tendances pour une vie inerte, improductive, associale, ne doivent pas être interprétées seulement comme des attributs psychiques abstraits, mais bien comme les cachets les plus sûrs d'un organisme de mauvaise construction, dont elles indiquent l'origine comme le *made in* indique la provenance d'une fabrication.

Par le développement même des faits, nous constatons qu'il y a autant de manières de fuir qu'il y a d'hommes, autant de formes qu'il y a d'actes.

En effet, il y a plusieurs façons de fuir hors de l'ambiance et de la vie quotidienne : « L'hystérique réagit par une fuite dans la maladie, le schizophrène ou le schizoïde par une fuite dans le monde imaginaire. Ce sont là des fuites purement mentales, des fuites immobiles, si l'on ose dire. Mais il est des individus dont la fuite est réelle, active ; ceux-là font la fuite dans la déambulation, leur fuite mentale dans la fuite motrice. » (R. Dupouy et P. Schiff).

Ce qui est vrai comme mécanisme psychologique pour certaine psychose (schizophrène) l'est aussi pour la fugue, dont le but nous semble être « la réalisation morbide des tendances schizoïdes constitutionnelles, c'est-à-dire, tendance à s'évader de la réalité et à vivre d'une vie intérieure plus ou moins imaginative. » (H. Claude, Borel, G. Robin) (1).

Nous mettons en parallélisme, sur l'échelle de l'activité, tous les actes, toutes les fuites hors de la *réalité*, c'est-à-dire, hors *de la moyene de la conduite* des hommes. Les deux bouts extrêmes de cette activité se trouvent réalisés dans un *état anesthésique*, *la mort*, soit par *suicide*, soit par *indifférence* ou *fuite dans la maladie*.

La fugue est donc une réaction pathologique. Sa conception ne peut se confondre qu'avec la définition générale des réactions biologiques. Au point de vue psychologique « c'est bien comme une manifestation de la vie inconsciente que toute fugue nous semble devoir être envisagée, et ceci qu'elle soit mnésique ou non, et même consciente ou non. » (R. Dupouy et P. Schiff).

L'état de fugue plaît aux fugueurs, c'est pour cela d'ailleurs qu'ils le réalisent. Mais s'il y a un sentiment de plaisir, ce n'est là qu'une constatation postérieure à une tendance constitutionnelle. L'acte ne plaît que parce qu'il convient aux affinités spéciales de l'être : c'est pourquoi aussi nous croyons qu'il n'est pas prudent d'insister beaucoup sur la responsabilité de la conscience dans la constitution *d'un syndrome psychique*. On est un

(1) Démence précoce, schizomanie et schizophrémie. *Encéphale*, 1924, n° 3.

peu fugueur, comme on est normal, schizomane ou autiste. Dans l'éclosion des phénomènes psycho-pathologiques, la conscience n'a souvent qu'un rôle accessoire.

En résumé, la fugue peut être rangée parmi les anomalies du comportement. Elle est le symptôme non seulement d'une maladie de la « volonté », mais surtout *d'une maladie générale*, celle de la personnalité, caractérisée « par l'instabilité et l'incoordination psychologique », par le fléchissement et la défaillance réactionnelle de l'individu. Elle entre de ce fait dans cet « état pathologique de l'être, qui, comparativement à ses générateurs les plus immédiats, est constitutionnellement amoindri dans sa résistance psycho-physique et ne réalise qu'incomplètement les conditions biologiques de la lutte pour la vie. » (1) (Magnan et Legrain).

(1) *Les dégénérés*, 1892.

DEUXIÈME PARTIE

Classification de la Fugue

CHAPITRE PREMIER

Différentes classifications de la Fugue

Cruchet (de Bordeaux), partant de l'état de conscience des fugueurs, classe les fugues *en conscientes, subconscientes* ou *inconscientes*. Les deux dernières formes contiennent les fugues des épileptiques ,des hystériques, des déments, les états seconds, etc... Il admet chez les enfants des fugues physiologiques, mais dans un sens différent de celui de A. Joffroy et R. Dupouy. Pour l'auteur, les fugues infantiles sont : *Impulsives* (réflexes).

2° *Idéalives*, conditionnées par des idées chimériques, et dans lesquelles la volonté n'est pas touchée.

3° *Abouliques*, dans lesquelles l'enfant ayant conscience de l'état irraisonnable de son acte, ne peut s'empêcher de le mettre à exécution. (1)

G. Heuyer distingue cinq types cliniques de fugueurs: 1° *Les débiles mentaux* (les asthéniques de P. Boncour et

(1) XIX° Congrès des méd. alién., 1909.

Philipp-) ; 2° *Les instables*, généralement pervers, avec ou sans débilité intellectuelle (constitution hypomaniaque de Chaslin, types de mythomanie errante et de fable en marche de Dupré) ; 3° *Les épileptiques ; 4° Les hystériques* (Comédien d'instinct de Jules Simon) ; 5° Les insuffisants glandulaires (syndrome thyroïdien). (1)

A. Collin et H. Rollet séparent deux types de délinquants juvéniles : 1° *Le type pathologique* du délinquant juvénile (porteur de tares mentales, anomalies de l'esprit, 70 %) ; 2° *Le type social* (mauvaise éducation, 30 %. (2)

A. Joffroy et R. Dupouy, dans leur livre sur les fugues et vagabondage, admettent la classification suivante : *fugues dans les cas de faiblesses congénitales de la volonté*, ces faiblesses provenant : 1° par *défaut de maturité*, qui va constituer la fugue et le vagabondage de l'enfant normal (fugue physiologique) ; 2° par *insuffisance pathologique de développement* (idiot, imbécile, débile). (3)

LA CLASSIFICATION DE LA FUGUE AU POINT DE VUE REACTIONNEL

Ce que nous avons essayé dans les chapitres précédents nous permet de dire que les troubles de l'activité, et à ce titre le symptôme fugue, se ramènent à la notion *d'un fléchissement ,d'une insuffisance réactionnelle constitutionnelle ;* cette insuffisance pouvant résulter : 1° *d'une insuffisance réactionnelle normale* (physiologie) ; 2°

(1) *Enfants anormaux*, thèse de Paris, 1914.
(2) *Traité de médecine lég. infantile.*
(3) *Fugues et vagabondage*, 1909.

d'une insuffisance réactionnelle anormale (pathologique). Dans le premier groupe entre *toute fugue normale commise par une personne normale*, enfant ou adulte. Dans le second, *toute fugue anormale, commise par une personne anormale*, enfant ou adulte.

INSUFFISANCE REACTIONNELLE CONSTITUTIONNELLE

1° *Fugue par insuffisance réactionnelle normale*

Certaines fugues, ou actes équivalents, manquent d'un caractère pathologique très net ; ce sont des cas limites ou normaux. En effet, ces manifestations réactionnelles peuvent être considérées comme normales ou communes à tout individu qui, mis dans les mêmes conditions, n'aurait pas pu réagir plus efficacement, plus physiologiquement. Ces cas de réactions adaptées constituent des réflexes réactionnels normaux ou plutôt des insuffisances physiologiques. L'insuffisance de réagir de l'enfant entre dans cette catégorie : « L'enfant est caractérisé par l'incomplétude de son développement volitionnel, par le manque de maturité de son activité idéo-motrice. L'acte purement volitif n'existe pas encore et le besoin comme le désir orientent ses tendances motrices. »

2° *Fugue par insuffisance réactionnelle anormale ou pathologique*

Avec la plupart des auteurs, plus particulièrement

Simon et Vermeylin, Binet, A. Collin, P. Boncour et Philippe, G. Heuyer, nous allons envisager l'étude *de l'enfance anormale* et *de la fugue* dans trois groupes neuro-psychiatriques *échelonnés*, savoir : dans les *états d'idiotie, d'imbécillité et de débilité*.

ANORMALITE OU ARRIERATION

Nous allons résumer d'abord ce qu'il faut entendre par *anormalité*, pour décrire ensuite ses trois degrés.

La conception des états d'anormalité est bien subtile et difficile, parce que son terme de comparaison, la normalité elle-même n'a pas des traits arrêtés, et ses limites, ses fluctuations sont des plus variables et mobiles.

Dr G. Robin, dans le chapitre « Les limites de la haine morbide », cherche à expliquer pourquoi on étiquette un phénomène pathologique : « Dès que nous ne comprenons plus, dit-il, dès qu'un phénomène nous paraît mystérieux, dès que nos ficelles psychologiques ne jouent plus sur la poulie de notre logique, nous parlons de pathologie. Notre ignorance est la frontière qui nous fait passer du normal au morbide ; nous ne tenons pas assez compte des multiples conditions éthniques, sociales, morales, physiologiques qui devraient atténuer la rigueur de nos jugements, car ces conditions appuient de toutes leurs forces sur les individus et les groupes. Ce n'est pas à dire que le domaine morbide soit un gouffre obscur où tout ce qui vient y sombrer se mêle pour faire une matière hybride et incompréhensible. Non. L'endroit le moins clair, c'est plutôt le vestibule qui fait passer du normal à l'anormale. » (1)

Les anormaux, anormaux psychiques de Régis, « sont des individus, dit Heuyer, dont la constitution est défectueuse et qui présentent des malformations, des vices d'organisation plus ou moins marqués, soit du corps, soit de l'esprit. » (2)

L'anormal, pour Binet et Simon, « ne ressemble nullement à un normal ralenti ou arrêté dans un moment de son évolution ; il n'est pas inférieur en degré, il est autre. Son évolution n'a pas été retardée d'une façon globale ; entravé sur un point, elle s'est continuée dans des directions différentes. » (3)

Régis distingue l'anomalie de la maladie : « L'anomalie, est la tare en quelque sorte structurale, infirmité constitutive de l'être ; la maladie, le trouble accidentel de la santé. L'anormal est un mal constitué qui peut être bien portant : le malade, un malportant qui peut être bien constitué. » Il définit l'anormal psychique : « Celui qui sous l'influence de tares morbides, surtout héréditaires, présente des défectuosités constitutionnelles d'ordre intellectuel ou moral, associées plus souvent à des défectuosités corporelles et pour lesquelles s'imposent des méthodes d'assistance éducative spéciale... On peut donner le nom de normal à l'individu capable de s'adapter socialement. » (4).

(1) *Les haines familiales*, 1926.
(2) Ouvrage cité.
(3) *Les Enfants anormaux*.
(4) Cité par Heuyer, in *Enfants anormaux*.

G. Heuyer complète ainsi cette définition : « Enfants mentalement anormaux sont ceux qui sous l'influence des tares morbides, le plus souvent héréditaires, présentent des défectuosités constitutionnelles d'ordre intellectuel et moral qui les empêchent de s'adapter spontanément au milieu social. »

Au point de vue pédagogique surtout, « est anormal tout enfant qui, malgré une scolarité régulière ou suffisante, est en retard de deux ans sur l'instruction des enfants du même âge. » (Binet et Simon).

Est anormal « tout enfant, dit Mlle Abramson, qui ne sait pas s'adapter au petit monde qui l'entoure — écoles, maison ,camarades — qu'il soit un arriéré, un instable, un irrégulier ou un pervers. » (1)

« L'écolier anormal est celui qui n'a pas besoin d'une éducation spéciale ; l'anormal inférieur est au contraire celui qu'aucune éducation spéciale ne peut complètement éduquer ou tout au moins délivrer définitivement de ses tares. » (Philippe et P. Boncour). (2)

Dr Decroly déclare anormaux « tous les enfants qui, pour une raison quelconque, se trouvent en état d'infériorité et ne peuvent s'adapter au milieu social dans lequel ils sont destinés à vivre. » (3) Il énumère six différents anormaux : 1° les anormaux par déficit physique (manchots, etc.) ; 2° les anormaux par déficit sensoriel (aveugles, etc.) ; 3° les anormaux par déficit intellec-

(1) *Quelques pratiques de rééducation des anormaux à l'âge scolaire.* Annales médico-psychologiques (A. M. P.), 1923.

(2) *Les anomalies mentales*, 1922.

(3) Cité par Philippe et P. Boncour.

tuel (idiots, arriérés, etc.) ; Les anormaux par déficit des facultés affectivec (fous moraux, etc.) ; 5° Les anormaux convulsivants (épileptiques) ; 6° Les déformés par le milieu.

L'anormalité, sous l'angle de psychologie morbide, nous paraît être une anomalie du caractère.

Les anormaux de l'intelligence, les arriérés mentaux, ne profitent pas à l'école.

Les anormaux du caractère, anormaux ,instables, avec le type mixte (instables et arriérés), sont insupportables dans leurs milieux scolaire et familial pour leur indiscipline, turbulence, méchanceté, bavardage et inattention (Binet et Simon). Ils ne sont pas débiles ,mais souvent pervers, méfiants, orgueilleux, quérulents ; ils ont le mépris des conventions sociales et un besoin prématuré de vivre leur liberté.

L'hérédité dans les anomalies du caractère, hérédité nerveuse, mentale ou humorale, et de l'aliénation tout particulièrement, est des plus stables.

Nous allons faire la mention de certaines tares et surtout des psychiques, en abordant les états de débilité. Contentons-nous de dire que les 60 % des anormaux ont une puberté retardée et les 26 % ne sont pubères qu'après l'âge de 17 ans. (P. Boncour). (1)

Les subnormaux tiennent une place intermédiaire, ils se rattachent d'une part, aux derniers anneaux des normaux et aux anormaux d'autre part.

(1) *La puberté chez les anormaux*, XXIVe Congrès des Alién. et Neur., 1920, in *Revue Neurologique* (R.N.).

CHAPITRE II

CLASSIFICATION DES FUGUEURS EN CLINIQUE NEURO-PSYCHIATRIQUE

Esquisse des états d'arriération, de l'idiotie la plus profonde jusqu'à la débilité la plus légère dans leurs rapports avec la fugue

---

LES ETATS D'IDIOTIE ET LA FUGUE

La fugue est rare dans ces états, parce que les sujets atteints ont souvent une motilité très réduite et s'ils ne sont pas internés dans un hospice, ils sont surveillés et soignés dans leurs familles. Dans *l'idiotie absolue*, la vie de relation est d'ailleurs très élémentaire. Les idiots sont des êtres végétatifs. Dans les états *d'idiotie profonde*, les facultés psychiques sont rudimentaires. Pourtant, dans certains cas, on a noté la présence d'une mémoire spéciale. Les idiots ont une activité incoordonnée, impulsive. « Les idiots sont ce qu'ils doivent être pendant tout le cours de leur vie... L'homme en démence est privé du bien dont il jouissait autrefois : c'est un riche devenu pauvre ; l'idiot a toujours été dans la misère. » (Esquirol). (1)

(1) Cité par Dr Toulouse et Mignard, A. M. P., 1914.

« L'idiot est un anormal d'hospice. »

Binet et Simon définissent ainsi l'idiot : « tout enfant qui n'arrive pas à communiquer par la parole avec ses semblables, c'est-à-dire, qui ne peut ni exprimer verbalement sa pensée ni comprendre la pensée verbalement exprimée par d'autres, alors que ni un trouble de l'audition, ni un trouble des organes phonateurs n'expliquent cette pseudo-aphasie, qui est dûe entièrement à une déficience intellectuelle. » (1)

« L'idiotie, disent Simon et Vermeylen, comprend tous les sujets dont le niveau intellectuel ne dépasse pas celui d'un enfant de 2 ans. Est idiot tout sujet qui, par insuffisance intellectuelle, n'arrive pas à communiquer par la parole avec ses semblables et qui n'est capable que de préhension et d'obéir à un geste simple. » (2)

LES ETATS D'IMBÉCILLITÉ ET LA FUGUE

L'imbécillité est un état intermédiaire entre l'idiotie et la débilité. Dans cet état, les fugueurs ne sont pas rares. Les sujets de cette catégorie ont souvent de grosses tares dégénératives. Ils sont atteints d'une dystrophie, d'une déficience mentale appréciable, d'une dysharmonie dans le développement de leurs facultés intellectuelles et affectives. On a remarqué chez eux des aptitudes professionnelles ou artistiques. Ils sont assez souvent des pervers, impulsifs, malignes, amoraux. Ils

(1) Ouvrage cité.

(2) XXVIIIe Congrès des Méd. alién. et Neur. de Fr., Bruxelles, 1924.

font des fugues, du vagabondage, des vols. Ils sont des demi-perfectibles. Pour eux, suivant le cas, « on va choisir entre l'atelier et l'hospice. »

« Les imbéciles, dit HEUYER, peuvent récupérer en partie les dépenses que la Société fait pour les entretenir. A ceux-là, l'assistance par l'asile ou par le patronage est nécessaire encore ; mais ils sont susceptibles d'une utilisation plus ou moins incomplète. Ce sont les demi-adaptables. Ce mode d'insuffisance intellectuelle grave se rencontre chez la plus grande partie des imbéciles. »

L'imbécillité, l'anomalie mentale majeure de PHILIPPE et P. BONCOUR, d'après SIMON et VERMEYLEN, comprend tous les sujets dont le niveau intellectuel est compris entre celui de 2 ans et celui de 7 ans, ou qui par déficience intellectuelle, n'arrivent pas à communiquer avec leurs semblables par le langage écrit .Ces sujets capables de se suffire à eux-mêmes et d'actions simples, telle que balayer, ne peuvent toutefois rendre encore tous les services dans un établissement hospitalier. »

BINET et SIMON définissent : « est imbécile tout enfant qui n'arrive pas à communiquer par écrit avec ses semblables, c'est-à-dire qui ne peut exprimer sa pensée par écriture, ni lire l'écriture, l'imprimé, ou plus exactement, comprendre ce qu'il lit, alors qu'aucun trouble de la vision ou aucune paralysie motrice du bras n'expliquent la non-acquisition qui est dûe à une déficience intellectuelle. »

On peut distinguer une imbécillité profonde et une autre, légère.

Les maisons correctionnelles et de réforme recrutent

leurs pensionnaires en majeure partie parmi les imbéciles. La jeune fille imbécile se verse dans le vagabondage et la prostitution.

LES ETATS DE DÉBILITÉ ET LA FUGUE

Chez les débiles ,les facultés intellectuelles sont insuffisamment développées. Les débiles sont capables d'acquérir des notions générales, superficielles et pratiques; peuvent pourvoir à leur besoins et se conduire quasi normalement.

Dans les classes primaires, les débiles légers ou supérieurs, constituent un assez grand nombre. Ils sont connus sous les noms d'anormaux d'école, de cours de perfectionnement, d'arriérés scolaires ou anormaux pédagogiques (arriérés pédagogiques ou faux anormaux de P. Boncour et Philippe). Ils sont souvent instables, distraits et impulsifs. Ce sont des enfants « mentalement anormaux ».

La plupart des fugueurs sont des débiles instables

Le terme débile mental désigne, d'après A. Collin, « une catégorie de malades qui ne sont ni des idiots ni des imbéciles, mais dont les facultés intellectuelles sont insuffisantes d'une façon quelconque, cette insuffisance pouvant porter sur toutes les branches de l'activité psychique... Ce sont des enfants qui se font remarquer par l'insuffisance de leur intelligence proprement dite, à savoir la faculté d'établir des rapports entre les phénomènes. » (1)

(1) *L'enfance du débile intellectuel,* réactions antisociales, A. M. P., 1919.

« La débilité comprend, définissent Simon et Vermeylen, tous les sujets dont le niveau intellectuel est supérieur à celui de 7 ans et ne dépasse pas 9 ans. »

La débilité, d'après Vermeylen, est « l'état de déficience mentale congénitale se manifestant sans troubles neuropathiques ou psychopathiques prépondérants et situant les sujets qui en sont atteints entre l'imbécillité et la normalité. » (1)

« La débilité ,dit Tradgold, est l'inaptitude à assurer son existence en dehors de toute aide extérieure, lorsque cette inaptitude est d'origine pathologique. » (2)

Pour Binet et Simon, « est débile tout enfant qui sait communiquer avec ses semblables par la parole et par écrit, mais qui montre un retard de deux ans ou de trois ans dans le cours de ses études, sans que ce retard soit dû à une insuffisance de scolarité... Un retard de 3 ans signale un enfant comme suspect d'arriération. »

Parmi les anormaux psychiques ,les débiles, « sans acquérir dans la vie sociale une complète indépendance, dit Heuyer, ont besoin seulement d'une aide, d'une direction, d'une surveillance. Ils peuvent jouir d'une liberté relative, à condition de subir un contrôle dans le choix de l'exercice d'un métier et pour leur propre protection ou la protection d'autrui. Ce groupe correspond aux débiles ou anormaux scolaires de Binet, aux arriérés moyens ou légers de Régis, aux faibles d'esprit de Warner et Shuttle Worth, aux déficienti et

(1) Cité par Rousseillier.

(2) Cité par Th. Simon, *Peut-on fixer une limite supérieure à la débilité mentale* ? A. M. P., 1921.

tardivi de Sante de Santis, à l'anomalie mentale mineure de P. Boncour et Philippe. »

Les débiles ont une assez fidèle mémoire. A l'école, ils peuvent être brillants dans leurs études et aimés par leurs maîtres s'ils sont dociles, câlins. Quelquefois « ils sont les premiers de leur classe ; on les considère comme les petits prodiges, jusqu'au jour où, par suite d'un arrêt inexplicable dans leur développement intellectuel faisant faillite à toutes leurs promesses, ils manifestent rapidement une infériorité déplorable. » (Falret et Legrand du Saule). (1)

Chez les débiles, on remarque « une grande inégalité dans le développement relatif de diverses facultés intellectuelles ; il y a désharmonie ou absence d'équilibre entre elles ; les unes sont très développées, les autres, au contraire, à l'état rudimentaire ; des mémoires spéciales à côté des lacunes énormes dans les facultés de jugement, de comparaison et de réflexion. Cependant, quand ils ont une bonne mémoire, quoique dépourvus de toute initiative, peuvent être utiles à la société ; même ils arrivent aux plus hautes fonctions. » (Falret).

(1) *In Traité de pathologie mentale,* Ballet.

CHAPITRE III

CERTAINES FORMES CLINIQUES DE LA DÉBILITÉ

Nous distinguerons dans la débilité deux degrés : La débilité profonde (« le grand débile »), qui, à l'âge de 11 ans, montre 3 à 4 ans de retard et qui est à la frontière de l'imbécillité, et la débilité légère (« le petit débile », « le débile simple »), qui, au même âge, ne manifeste qu'un retard de deux ans.

On a décrit plusieurs formes cliniques de débiles ; Simon et Vermeylen : 1° Le type du débile pondéré, « harmonique » (adaptable) ; 2° Le sot (les esprits faux et parmi eux, le débile satisfait, débile vaniteux, débile facétieux) ; 3° L'instable (indiscipliné, impulsif) ; 4° L'émotif (affectivité excessve).

André Colln distingue, parmi les types débiles : 1° l'éparpillé, (sociable, vaniteux, fugueur et voleur) ; 2° Le raisonneur (égocentrique et fugueur) ; 3° L'apathique (indifférent).

Philippe et P. Boncour étudient l'anomalie mentale chez les écoliers et séparent les types suivants : 1° Les arriérés intellectuels, les instables, les astheniques ; 2°

Les mentalement anormaux par différentes névroses (épilepsie, hystérie, etc.) ; 3° Les subnormaux (intermédiaires entre les précédents anormaux et les écoliers ordinaires) ; 4° Les arriérés pédagogiques ou faux anormaux ; 5° Les amoraux, en prenant comme repère le mensonge chez les enfants mentalement anormaux. Les pervers ou « moralement anormaux » sont souvent vaniteux, turbulents, menteurs, indifférents. Ils font des fugues.

Les débiles manifestent une fragilité vis-à-vis de tout traumatisme infectieux, physique ou psychique. A côté des tares du caractère, ils montrent des tares constitutionnelles : de l'infantilisme, du myxœdème, de la mongoloïdie, de la débilité motrice (paratonie, énurésie, laxité), des signatures organiques attachées à l'hérédo-syphilis, au rachitisme, à l'alcoolisme, à la tuberculose.

Les débiles montrent dans leur développement physique les mêmes désordres que dans leur développement psychique : ce sont des retards (60 %, A. Collin), et des précocités ; le premier pas, la parole, la dentition, pour ne citer que ceux-ci, apparaissent très irrégulièrement.

« La période des erreurs physiologiques de l'entendement dure très longtemps chez les débiles : ils restent toute leur vie des naïfs, suggestibles, crédules, superstitieux, simples d'esprit, pas difficiles sur la preuve ; ils n'ont pas le sens critique et croient souvent au merveilleux. »

Le fonctionnement de leurs centres supérieurs est insuffisant ; parmi les différentes sphères psychiques, règnent une dysharmonie et un déséquilibre. Leur impatienec neuro-musculaire se manifeste aussi dans le domaine des opérations mentales. Leur activité psychique est d'une coordination et d'une synthèse incomplète.

Cet état de puérilisme mental rendra le débile fugueur « la victime habituelle de toutes les contagions morales. » (MAGNAN et LEGRAIN).

Ces dégénérés sont excitables, d'humeur inconstante. Ils manifestent parfois des alternatives d'excitation et de dépression et présentent des états voisins de l'hébéphrénie. « L'habitus psychique de ces débiles, dit SHULE, se compose d'une hyperexcitabilité accompagnée de faiblesse. »

PORTRAIT DU FUGUEUR INSTABLE, PERVERS OU NON, ET DU DÉBILE SIMPLE INSTABLE. RÉACTIONS ANTISOCIALES

Les fugues de l'enfance anormale sont fréquentes. Elles apparaissent à la suite d'un conflit, d'une nécessité ou d'une paresse mentale. Le besoin de changement note chez ces sujets une inconstance constitutionnelle du caractère. Le fugueur se trouve dans un état d'éffarement habituel, dans un état instable qui résume son fonds mental constitutionnel. Cette mobilité, cette *chorée d'activité*, cette « chorée mentale» (DEMOOR), se rencontre chez les deux groupes de fugueurs que nous allons dépeindre tout à l'heure.

Ces malades sont obligés de changer continuellement de place ; s'il nous était permis une exagération, nous serions tentés de dire que les fugueurs instables ne restent ni eux-mêmes, ni dans le même milieu.

L'instabilité est un tempérament. On peut la rencontrer à l'état pur chez des sujets non débiles. A ce point de vue, elle se rapproche de l'amoralité, de l'anomalie du caractère, qui coexiste souvent avec une intelligence bien développée. *Le débile pervers* et le *débile simple* sont fréquemment des instables.

Le motif qui incite *l'instable simple* à la fugue, réside dans cette tendance de se dépenser en marche, en voyage, cherchant des aventures, dans un état psychique désengrené. *L'instable pervers* part surtout, pour donner satisfaction à ses appétits pervers ou pervertis. Il est capable, plus que celui du groupe précédent, d'actes délictueux, comme le vol, l'incendie, dictés par le penchant du « mal pour le mal ». D'après A. COLLIN, 70 % des vols commis par ces enfants sont d'ordre pathologiques et 30 %, d'ordre social.

L'association de la perversion à l'instabilité porte une aggravation à la débilité. Dans tous ces actes, les troubles de l'affectivité, de l'émotivité, jouent un rôle inspirateur et moteur.

Les fugueurs pervers instables sont violents, « brutes déchaînées », méfiants, méchants pour leurs camarades et pour les animaux. Ils sont enfin, le cas échéant, des calomniateurs, des simulateurs, des « bourreaux domestiques ». Ils ont *des perversions sexuelles :* excès, exhibitionnisme, masturbation, etc. ; des *perversions instinctives* (DUPRÉ), (folie morale de Trelat et Morel ; moral insanity de Pritchard) ; excès alcooliques, gour-

6

mandise, gloutonnerie, tachyphémie, etc. Ils sont indociles, inaffectifs, inamendables ; certains pervers, l'acte commis, éprouvent un plaisir et ne sont pas sensibles quand on leur reproche leur inconduite ou leur amoralité dans l'exploit.

Avec l'âge et les moyens dont ils peuvent disposer, leurs perversions changeront certainement leur champ d'action ; de la cruauté, de la malignité, de la jalousie morbide, ils descendront jusqu'aux crimes les plus bas. Les fugueurs pervers instables sont « presque dépourvus de sens moral et plus voisins des jeunes criminels, prédisposés à tous les vices et à tous les crimes, que les autres enfants nés dans les conditions normales et régulières. « (Falret) (1). Ces paroles conviendront peut-être à ce type de pervers inadaptable que la prison ou l'asile seul attendent. *Les fugueurs débiles instables* sont moins nuisibles, moins méchants. Ils sont pervers de circonstance ou des pervertis. Entraînés par des aînés, ils peuvent commettre des vols, viol, abus de confiance, chantage, et des excès de toute nature. A l'école, ils sont la cause de désordres, bavards, taquins. On ne peut pas les tenir assis.

Le débile émotif est doué d'un sentiment d'amour-propre souvent en éveil.

Les instables resteront pour toute leur vie les déséquilibrés du caractère. Dans la vie civile, ils auront des absences illégales, désertions, abandons de poste, etc.

(1) In Ballet.

Ils sont des fugueurs récidivants, des « évadés perpétuels ».

Le type de fugueurs « paranoïa ambulatoire » fréquent chez les enfants, se caractérise par l'orgueil, la méfiance, la vanité et par la mythomanie. Le seul désir de ces petits malades, est de « vivre leur vie ».

Les instables, sans débilité, sont remarqués partout par leur mobilité, on dirait qu'ils sont atteints d'un syndrome excito-moteur. « Cet état peut provenir, disent Binet et Simon, tout simplement d'une nature dont l'exubérance répugne à l'étude sédentaire et silencieuse... Tandis que les arriérés ne s'adaptent pas par déficience, les instables ne s'adaptent pas par incoordination de caractère. »

Le débile instable ou suggestible commet des fugues par immitation ou en se laissant entraîner. Le manque de surveillance et les fréquentations douteuses, surtout quand le sujet est de jeune âge, peuvent déclancher une suite de faits regrettables.

« Les femmes perverses ,dit Dupré, alimentent en grande partie les cadres de la prostitution à laquelle elles sont prédestinées par la paresse, leur amoralité, leur sensualité, leur impudicité, leurs tendances à la boisson, au vagabondage, à la vie irrégulière et à la fréquentation des sujets pervers, vicieux et cyniques comme elles. » (1).

(1) Cité par Heuyer.

TROISIÈME PARTIE

Observations

CHAPITRE I

PRÉLIMINAIRES

Nous avons suivi nos petits malades, soit dans ce foyer de travail et d'intuitions scientifiques de notre éminent maître, M. le professeur H. Claude, qu'est la Clinique des Maladies Mentales et de l'Encéphale de la Faculté, soit à l'Annexe de Neuro-psychiâtrie Infantile dirigée par M. le Docteur G. Heuyer, chargé de cours.

Nos observations, au nombre de 28, sont inédites, prises en partie par nous-mêmes et en majeure partie recueillies des riches documents de l'Annexe de Neuro-psychiâtrie au cours de notre stage.

Pendant nos recherches, nous avons rencontré plusieurs cas de fugues, décrits comme étant des fugues infantiles, mais qui concernaient plutôt des adolescents de 18 à 21 ans. Nous avons donc éliminé de nos observations tous les cas qui dépassaient la limite de l'enfance. Cette limite peut être fixée plutôt par l'âge physiologique croyons-nous, que par l'âge des années. Aussi, la puberté nous a servi de frontière entre l'enfance et l'adolescence dans certaines circonstances. Cette rigueur nous a obligés de négliger plusieurs observations.

Nous avons fait déjà la mention de la nécessité pressante de séparer l'étude des fugues infantiles de celles des adultes. Nous savons qu'avec un traitement précoce des causes de la fugue et des mesures prophylactiques qu'on peut prendre pour l'empêcher, combien on influe sur le caractère, la conduite des enfants. Après leur puberté, les chances d'une amélioration morale deviennent beaucoup moindres, avec un pronostic également beaucoup plus défavorable.

Notre étude de la fugue des enfants, nous pensons, est assez détaillée, nos observations bien explicites, pour que nous ayons besoin de joindre à chacune d'elles un commentaire ou une interprétation.

Certains parents ou tuteurs, heureusement assez rares, tirent parfois un orgueil de présenter leur enfant comme un être tératologique, un « monstre », dont l'entretien serait impossible à leur domicile. L'examen de ces enfants et l'attitude de l'ambiance ont souvent révélé que l'enfant était la victime d'une psychologie déplorable chez ses parents ou son tuteur et que le vœu de ces derniers n'était que de se débarrasser d'un fardeau en se constituant les « martyres ». C'est pour cela qu'on ne doit se confier qu'à l'observation directe et n'admettre la véracité d'une histoire qu'avec grande réserve et contrôle.

FUGUEURS INSTABLES SANS DEBILITE MENTALE, PERVERS OU NON

OBSERVATION I

N. Odile, 15 ans.

Il vient du patronage de l'enfance dans les services de M. le professeur H. CLAUDE avec le certificat d'entrée suivant :

Détenu à la maison d'arrêt de la Petite Roquette. Vu le rapport médico-légal déposé le 17 décembre 1925 par M. le Dr BONNET, médecin-expert, dont les conclusions sont ainsi libellées :

Le nommé est atteint de dégénérescence mentale avec perversions instinctives. Mère paralytique générale, internée. Fugues, vols répétés, vagabondage, racolage, amoralité. Insuffisance de discernement. Il est incapable de se diriger seul correctement. Nécessité d'un régime éducatif spécial, tel que celui qui est appliqué à l'hospice de Bicêtre. Il doit être interné. Signé Dr B...

A son entrée dans les services, Dr G. ROBIN fait le certificat immédiat ci-après :

Troubles de conduite de nature impulsive, fugues, vagabondage, vols répétés, instabilité. Troubles de l'humeur, colères morbides, pas de troubles fonciers d'affectivité ; arriération pédagogique. A observer.

Le jeune N. Odile à deux sœurs et un frère bien portants. Pas de renseignements sur son premier développement. Il a fait une rougeole, pas de grippe. Convulsions probables.

Scolarité de 7 à 13 ans. Il n'a pas obtenu son certificat d'études. Il fait des erreurs de la table de multiplication. Intelligent : répond aux textes de son âge. Lecture courante.

Conduite et moralité : Il a fui plusieurs fois le domicile paternel depuis 7 mois. On ne le maltraitait pas ; il aime ses parents. Ne sait pas pourquoi il s'évade. Dit qu'il a besoin de faire ça, il étouffe, il a besoin d'air. Au cours de ses fugues, il voyageait toujours. Il a volé plusieurs fois. Pas de complicité, pas de suggestion. Il aime toujours changer son travail. Il est coléreux, casse des carreaux. Il fume, ne boit pas, il aime sa liberté. Pas méchant avec les animaux. Ne paraît pas menteur ; pas d'onanisme, pas de perversions sexuelles (?).

Sa première fugue, à l'âge de 13 ans. De Sedan, sa ville natale, il va à Reims, payant son billet par son travail. Il couche à la gare de cette ville. Un agent le réveille.

La deuxième fois, il s'en va en Belgique. Il a pris son billet sur sa paye ;il a déchargé des wagons ; il gagnait 8 francs par jour. Ses parents le retrouvent, bien qu'il n'ait pas donné son adresse. Il voulait rentrer, mais il avait peur d'être battu.

Troisième fois, il va à la fête de Sedan et deux jours, deux nuits reste absent de chez lui. Il couche dans les manèges.

Pendant sa quatrième fugue il vient à Paris. N'ayant pas de sous, il vole 160 francs dans une maison et part pour Epinal. Là, il prend un fiacre pour visiter un village qu'il avait connu pendant la guerre. Arrêté pour vagabondage, est jugé à Sedan.

On l'envoie dans le Gers, colonie agricole ; le patron l'a giflé parce qu'il avait fait connaissance avec une jeune fille de la ferme voisine. Alors, il est parti à Auch, faisant environ 17 km. à pied. De là, à Paris où il a couché dans un camion de forain et a travaillé sur un manège d'autos. Il rentre au patronage et à la Roquette après avoir volé 113 francs dans une armoire ouverte. Il n'a jamais volé ses parents, « n'en a jamais eu l'idée ».

Il ne réfléchissait pas avant l'acte ; dit qu'il ne pense à rien, « c'est après que je vois » dit-il.

Physiquement : Troubles vaso-moteurs. Puberté acquise. Réflectivité tendineuse et cutanée normale.

Réflexes oculaires normaux. Acuité visuelle bonne. Mauvaise dentition. Voûte ogivale.

Légère laxité ligamentaire. Pas de conservation des attitudes, pas de paratonie, ni de syncynésies.

Avis : Pas de débilité intellectuelle ; arriéré scolaire ; désiquilibre de conduite ; instabilité; fugues, vols répétés, vagabondage, indifférence affective. Inintimidable, anesthésie morale.

Pronostic : médiocre, utilisable.

Mesures à prendre : Traitement médical, surveillance sévère, régime spécial dans un hospice. Donner un métier.

Les états obsessionnels peuvent produire des fugues d'un caractère un peu spécial. Dans le cas que nous présentons ici, la fugue ne constitue pas l'objet, le contenu de l'obsession ; elle est la conséquence d'une idée fixe obsessionnelle à laquelle le déplacement sert de moyen de réalisation. Ce n'est donc pas la fugue obsessionnelle, « dromomaniaque », mais une fugue dans une obsession. Nous voudrions l'appeler *fugue thérapeutique,* parce que notre malade était convaincu que ce voyage seul pourrait le guérir en lui fournissant l'occasion d'accomplir certains actes rituels dont il avait interrompu le cours malgré lui.

OBSERVATION II

G. Marcel, 16 ans. Admis au service fermé de l'Asile clinique le 16 février 1925.

Antécédents physio-pathologiques et intellectuels : Pas de renseignements précis au point de vue de son premier développement.

Varicelle ; pas de cyclothymie (?), pas de tempérament émotif. Fils unique, masturbation peu active.

En hiver 1924, il a été atteint des oreillons ; il est resté au lit pendant deux mois, très fatigué.

A l'école jusqu'en juillet 1924, classe de 3e sciences-langues. Au mois d'avril, il est devenu triste, abattu, a eu des scrupules, croyait que tout ce qu'il avait fait était mal fait (peur de mal faire). La vie était bête. Il pensait qu'il allait mourir, avait peur de la mort parce qu'il était fautif. Rire, jouir, chanter, tout était mal dans sa pensée. Triste, il allait et venait, n'osait plus rien faire. Ses parents l'amènent à Paris d'une petite ville de province. Recouché chez lui pendant un mois, un médecin le traite avec du laudanum.

Devenu inactif, ne voulait plus travailler. Il n'a pas cessé d'aimer son père et sa mère. Il n'avait pas d'idées se suicide. Il était devenu négligent de sa tenue, moins coquet. Au moment de la rentrée des classes, il n'a pas pu continuer ses études. Il était déprimé, ne mangeait pas, ne pouvait accomplir aucun acte. Il était une charge à sa famille.

On l'a mis alors dans une maison de santé à Neuilly où il a subi un traitement approprié. Au bout de 45 jours, très amélioré, il en est sorti ; il avait engraissé beaucoup.

On l'envoie chez sa tante à la campagne le 12 novembre. D'abord, il ne s'est pas ennuyé ; il s'intéressait à son milieu, gai d'ailleurs, mais après quelque temps il prend des « tics » : il trempait les mains pour s'habiller et se déshabiller ; crachait dans ses doigts avant de toucher les objets et mouillait le siège où il devait s'asseoir. Lenteur à table, ainsi qu'au lever et au coucher. Pour uriner, il crachait sur ses parties. Il lui semblait, qu'ainsi, les gestes étaient mieux accomplis. Il fallait mouiller les mains, et faute d'eau, il crachait ou urinait.

Le 29 novembre, il retourne à Paris chez lui, y reste un mois. Il continue les mêmes manies obsédantes ; empêche sa mère de vaquer à ses travaux ; remplace ses prières par des mots cabalistiques ; s'agenouille, se prosterne jusqu'à toucher le plancher avec son front.

Le 24 janvier 1925, il commence à marcher, allant et venant dans l'appartement pendant une ou deux heures avant de se coucher. Dans la nuit du 26 au 27, il s'est mis à tourner autour de la table avec accélération, s'étourdissant jusqu'à rendre son dîner. Le 28 janvier, parti à Clisson avec ses parents chez son oncle : là, pendant une semaine, il n'y a rien eu d'anormal, mais dans la 2e et 3e semaine il éprouve le besoin de marcher, et comme la chambre est trop petite, il commence à tourner sur lui-même. Il y avait des jours où il pouvait lutter contre ces habitudes. Pendant qu'il tournait il fallait que rien ne se change dans la chambre. Il recommençait ses tours, se reprochant ne pas les avoir faits comme il fallait. Il tournait ainsi pendant plusieurs heures avant de se coucher , la nuit et le jour suivant, pendant 12-14 heures, jusqu'à épuisement. Il avait des scrupules : ne mangeait pas et empêchait sa mère de s'habiller, de manger. Il arrachait de la bouche de sa mère les aliments parce qu'il ne fallait pas qu'elle mange avant qu'il ait fini de tourner. Comme il ne pouvait plus finir ses 50 tours, il n'arrivait plus à se coucher ni à manger.

Le 6 février, ses parents ont voulu le ramener à Paris. Il s'est échappé plusieurs fois pour aller accomplir ses tours, ne les ayant pas finis à son gré.

Trois jours après, le père arrive et le ramène à Paris. Dans le train,il a dit que la vie à Paris lui sera impossible, qu'il retournera à Clisson, que rien ne l'en empêchera. Il cherchait à sauter du train. Chez lui, il a refusé de s'asseoir, de manger, jusqu'à son entrée dans une maison de santé à Ivry.

Au bout de 8 jours, le 15 février, il s'évade de cet établissement. Evasion difficile. Il voulait aller à Clisson ; croyait que là-bas il aurait une meilleure santé. Il rentre chez lui, porte de nombreuses accusations contre un infirmier qui le brutalisait et le maltraitait.

Depuis qu'il est de retour à Paris il a l'idée fixe de retourner dans cette ville où il reprendra ses tours au point où ils étaient restés et sa mère doit y aller le chercher afin qu'il parte de son bon gré ; cela le guérira. Il tournait pour chasser les mauvaises pensées.

Vers la fin du mois de mars, il reconnaît avoir été malade, anxieux, déprimé, scrupuleux à l'excès. Il ne veut plus fréquenter l'école. Il désire travailler pour gagner sa vie et rattrapper l'argent qu'il a coûté à sa famille. N'a plus de tics depuis quelques jours. Il voudrait faire l'horticulture.

Renseignements fournis par sa mère : Enfant doux et affectueux, élevé exclusivement par elle, ne voulant pas le confier aux domestiques. Après les oreillons, en avril 1924, il s'est plaint de manque de salive. Au mois de juillet, a brusquement déclaré qu'il voulait se faire prêtre. Accalmie, puis reprise vers le 10 août avec abattement ; alitement 3 mois. Scrupules religieux, besoin de mortification (s'est durement mordu la langue). Priait sans cesse, devenu mélancolique, se promenait dans le jardin, faisant des signes de croix ; voulait être en état de grâce ; allait à la messe tous les jours. Il trempait ses talons dans l'eau avant de monter l'escalier. Il ne pouvait plus enfermer ses jambes dans les draps sans avoir craché sur ses parties, sur ses genoux et sur ses pieds. C'est en cette époque qu'il a eu des pertes seminales (décembre 1924) ; il en est très affecté, dans la journée consécutive rien ne l'intéressait, il ne voulait rien faire. Un matin, constatant une pollution il se précipita au cabinet de toilette pour se laver, il en sortit ses vêtements inondés. Un jour, il s'est mis en chemise et pieds nus dans une mare d'eau. Brusquement, il refusait de porter un caleçon. Il empêchait le travail de sa mère, « ne bouge pas, ne fais rien, tu me fais trop mal, reste comme moi, attends un peu » disait-il. Avant de se coucher, il tournait autour de la table, le matin empêchait que l'on ouvrit ses volets. Quand il aura repris la série de ses tours à Clisson, il ira mieux.

Aux visites, sa mère a remarqué qu'il tourne dans son lit. Des fois il ne lui parle pas, refuse des friandises ; ne peut embrasser ses parents s'il n'a pas fait de tours satisfaisants. Déjà, en octobre 1924, appelait ses parents lorsqu'il était en état de les embrasser. Parfois, il avait fait ces reproches « si vous ne m'aimez pas, enlevez-moi de Clisson ».

Voici une bien délicate lettre du malade adressée à sa grand'mère sitôt sauvé de la maison de santé d'Ivry :

Ma bonne grantd'mère,

« Comme je l'avais dit à papa et à maman, je me suis évadé de la maison de santé, maintenant je suis libre, je vais me guérir tout seul à Clisson où maman devra me rejoindre le plus tôt possible. Ne vous inquiétez pas pour moi, je vais me débrouiller ; je n'ai pas mes deux colis, mais je suis couvert et j'ai un peu d'argent. Dans la vie il ne faut pas s'en faire, c'est pour mon bien et à regret que je fais tout ça. Tu donneras ou apprendras ça à maman le plus doucement possible ».

Le 23 avril 1925, admis au service libre. A ce moment, il est beaucoup amélioré, il reconnaît ses erreurs, pourtant il semble attaché encore à l'idée de retourner à Clisson.

Avis : Pas de débilité, pas de troubles cyclothymiques ou émotifs antérieurs. Obsessions-impulsions; anxiété consécutive à un accès de dépression. Actes rituels et scrupules religieux. Conscient et lucide, reconnaît le caractère pathologique de ses actes. Obsessions intermittentes sans caractère nettement douloureux ; pas d'indifférence affective, aucun signe de discordance. Fugue d'une maison de santé dans le but de se rendre à pied à Clisson et reprendre l'enchaînement des actes rituels. Pas d'hérédité.

Pronostic : Médiocre ; dans l'avenir crainte d'hébéphrénie.

Mesures à prendre : Dans les phases aigues d'irritations impulsives et d'obsessions dangereuses internement. Calmants ; psychothérapie analytique. A observer.

OBSERVATION III

R. Samuel, 15 ans et demi.

Antécédents : Père mort à la guerre. Mère très nerveuse. Un frère de 25 ans.

Maladies : d'une santé toujours très bonne.

Scolarité : Il a eu son baccalauréat à 14 ans ; échoué à son second certificat. A l'école communale a eu le premier prix de la ville de Paris en composition française. Il a été très doué pour les mathématiques et la littérature. A l'époque de son second certificat la famille s'était déjà aperçue que la diminution de son rendement scolaire s'accentuait progressivement et l'échec aux examens n'était pas inattendu pour lui.

Caractère et comportement : Il a été toujours depuis sa tendre enfance, très nerveux, coléreux, rageur même, émotif, timide. Très gentil avec son frère, irritable vis-à-vis de sa mère, se mettant facilement en colère à la suite d'une observation la plus banale. C'est à la suite d'un reproche infime qu'il s'est sauvé, est allé à la campagne, au bord de la Marne où sa famille possède une maisonnette. Ayant peur d'y rester seul il a marché toute la nuit ; le lendemain il est rentré à la maison. Le malade dit avoir voulu ennuyer sa mère, n'aurait pas eu l'idée de quitter la maison pour toujours. Il a dit avoir conscience de sa méchanceté envers sa mère, mais avoue qu'il ne peut pas contenir sa colère: Tout ce que sa mère lui dit l'irrite. Devenu paresseux, travaille d'une manière fort irrégulière ; il lui est arrivé d'être le premier de sa classe pendant une quinzaine et le dernier pendant l'autre. Habitude plutôt solitaire, n'a qu'un seul ami qu'il voit rarement. N'a eu aucune histoire sentimentale. Ne fait pas de sports, lit énormément, s'intéresse surtout à la philosophie. Le frère affirme que le sujet assimile bien tout ce qu'il lit. Les professeurs, au contraire, trouvent beaucoup d'incohérence dans ses études. Interrogé sur Leibniz, le sujet répond que « c'est la théorie des monades ». Il ne peut pas déterminer l'idée du « rire » de Bergson. Il est toujours triste et a souvent dégoût de la vie, des idées de suicide. L'idée de suicide lui vient comme conclusion d'un raisonnement logique — il n'a jamais pensé aux moyens d'exécution. — Il éprouve un sentiment de vide ; n'est pas obsédé par des idées bizarres, mais ressent une sorte d'angoisse. N'a pas de sentiments de dédoublement de sa personnalité. Dort mal, et parfois fait des rêves, des cauchemars. Depuis deux ans son état s'aggrave progressivement ; n'a pas de période où il se porte mieux. Depuis cette date il a commencé à s'apercevoir d'un affaiblissement de ses forces intellectuelles. Il éprouve une grande difficulté à exprimer ses idées ; très loquace avant cette époque, il s'arrête maintenant au milieu d'une simple conversation. — Il n'a pas pu faire de dissertation -- aurait jusqu'ici une grande facilité d'écrire ; un style très imaginatif, purement intellectuel. Aurait eu toujours un goût pour l'abstraction. Maintenant n'est plus en état d'écrire une lettre. Récemment, pour écrire à sa tante, il s'était servi de la lettre que son frère avait écrite avant lui, en mettant les mots à rebours. Son frère a l'impression que séparé de sa mère le sujet serait plus tranquille, car la mère semble souvent provoquer les crises. Pouls 76. R. O. C. 60-64.

Avis : Pas de débilité intellectuelle. Emotivité constitutionnelle ; dépression psychique ; tristesse, sentiments d'incapacité, inhibition. Anxiété, mentisme. Irritabilité, troubles de caractère.

Pronostic : à réserver.

Mesures à prendre : Examen successif, métabolisme basal à faire, prophylaxie mentale. Psychothérapie analytique.

OBSERVATION IV

Philippe, 15 ans.

Antécédents : Père délicat de poitrine ; mère morte de la tuberculose. Aucun renseignement sur le développement de l'enfant. Maladies ?

Scolarité : Pas de certificat d'études. Lecture inexpressive, monotone. Compréhension mauvaise, mauvaise volonté, troubles de l'attention ; sait passablement sa table de multiplication. Il voudrait être mécanicien.

Fugue : Après avoir passé par le tribunal (affaire d'une meule brûlée) acquitté, il s'est sauvé de chez son père ; ne voulait pas rester à la maison à cause de sa belle-mère. Venu à Paris avec ses camarades, cherchait à se placer comme groom. Travaillait aux halles où il fut arrêté à deux heures du matin pour vagabondage.

Physiquement pas bien développé : à peine des signes de puberté. Meplat occipital, voûte ogivale. Plaie traumatique au pied.

Avis : Pas de débilité intellectuelle, ni de perversions. Surtout manque de surveillance. Tendance aux fugues et aux vols ; infantilisme. Age mental 13 ans.

Pronostic : Utilisable.

Mesures à prendre : Traiter médicalement, le rendre à sa tante. Donner un métier spécialisé (apprenti mécanicien).

OBSERVATION V

L. Pierre, 9 ans.

Antécédents : Mère, tremblement palpébral léger, pas de tachycardie sensible. Père mort tuberculeux. 4 enfants : un de 5 ans, né à 8 mois, un de 17 ans et un autre de 14 ans. Le sujet est né à terme ; nourri au sein jusqu'à 17 mois. Première dent à 7 mois ; marche, 15 mois ; parole, 18 mois; propreté, 15 mois. A 5 mois, fluxion de poitrine, coqueluche et rougeole. A 7 ans, convulsions, trois crises à trois semaines de distance, la nuit, commencées par un glouglou. Il ne se réveillait pas, tournait, ronflait. Il ne mordait pas la langue. Le matin, il rendait. Abcès froid du jarret gauche.

Scolarité : A l'asile, ne sait pas lire, ne connaît pas ses lettres. Il n'est pas imaginatif.

Physiquement : Bonne denture, voûte palatine ogivale, petite infiltration de la peau, signe du sourcil, strabisme. Rétraction testiculaire bilatérale à l'anneau. Lobules de l'oreille soudés.

Réflexes tendineux un peu vifs ; pas de conservation

des attitudes. Pouls normal, troubles du caractère. Pas de vols, il s'est sauvé une fois.

Avis : Débilité intellectuelle légère. Age mental 7 ans. Retard scolaire, crises comitiales. Quelques troubles du caractère, tendance aux fugues. A eu des accidents tuberculeux, spina ventosa, abcès froid.

Pronostic : Perfectible, éducable.

Mesures à prendre : Traitement médical. Internat de perfectionnement, à Pontorson.

OBSERVATION VI

C. René, 15 ans et demi.

Antécédents : Parents bien portants.

Né à terme, a été mis en nourrice. Première dent ? ; marche à 14 mois ; parole, 18 mois ; propreté, 2 ans. Rougeole à 18 mois, suivie de bronchite. Coqueluche et varicelle à 4 ans. Angines multiples : a été opéré des végétations.

Scolarité : de 5 à 14 ans ; n'a pas de certificat d'études. Il a été dans plusieurs pensions. Paresseux, assez concret, troubles de l'attention. Calcul faible ; lecture expressive ; compréhension bonne.

Conduite instable : il a fait environ 15 places. Il a été groom dans différents hôtels. Peu d'affection envers ses parents. Il n'a pas de camarades. Il lit des livres d'aventures. Mythomanie fréquente, surtout de défense. Batailleur.

Fugues : Il a été arrêté une fois à Dieppe ; il avait volé 300 francs à son père et s'était enfui. Il avait choisi Dieppe parce qu'il l'avait vu sur l'enseigne et autrefois sur la carte de géographie.

Revenu de Dieppe, son père l'a placé comme groom d'hôtel. Reçu 300 francs pour louer des places à l'Opéra, il n'est plus revenu. Il est allé dans l'Indre, ne sait pourquoi.

Les gendarmes l'ont arrêté pour abus de confiance et amené à Issoudun en prison.

Il y a deux mois, il a trouvé sur la cheminée 1500 francs dont il a pris les 300. C'était un matin, 5 jours après sa sortie de la Petite Roquette où il était resté 10 jours pour délit de vagabondage. Parti avec l'argent, il est resté deux jours à Paris, dans les rues, au théâtre et au cinéma. Il a couché à l'hôtel. Parti soudain au Tréport, il y a passé une demi-journée ; n'ayant plus de sous, il a pris le train sans billet. Arrêté, acquitté.

Il parle facilement, paraît sincère. Lit les journaux, s'intéresse aux faits divers.

Teste de Collin imposssible. Désigne le côté gauche comme étant le côté droit et inversement. Se dérobe à tout effort intellectuel. Bonne compréhension verbale.

Puberté acquise, émotivité, incurie. R.O.C. normal.

Avis : Pas de débilité intellectuelle. Instable, imaginatif, paresseux, troubles de l'attention. Age mental, 13 ans, retard scolaire un an. Mythomanie.

Pronostic : Mauvais.

Mesures à prendre : Pas de placement agricole ; apprentissage, métier spécialisé (fer, bois) hors de Paris.

OBSERVATION VII

Albert, 15 ans.

Antécédents : Père, 40 ans, exophtalmie, bien portant. Mère bien portante ; fréquente beaucoup les lieux de plaisir. Les parents sont en instance de divorce. Un autre enfant en pension à St-Mandé.

Albert, né à terme, première dent ? Marche normale. Parole à peu près normale, propreté également.

Maladies : rougeole, coqueluche, varicelle ; une bronchite sans complication.

Scolarité : Depuis 6 ans et demi dans de petites pensions;

il a toujours été en retard et parmi les derniers. Certificat d'étude à 13 ans. Mauvaises notes à l'école.

Sait à peu près sa table de multiplication.

Ecriture assez bonne ; ne met pas de majuscules.

Lecture expressive, compréhension bonne ; pas trop de détails.

Fugues : la première, quand il était au collège ; il s'était sauvé au cours d'une promenade (un surveillant l'aurait battu) après avoir pris de l'argent à un cantonnier.

La deuxième : un mois après. Il s'est évadé du domicile paternel à Nice, en empruntant 60 francs. Le soir, on l'a retrouvé dans un cinéma.

La troisième : Evasion dela pension où il était — St-Mandé — vers la fin octobre 1925 ; il s'est sauvé le soir après le diner, est allé chez sa mère qui l'a ramené immédiatement à la pension.

La quatrième : il y a 15 jours, il s'est sauvé de la pension. Avant de se sauver il a remis une lettre à un camarade avec mission de l'envoyer à sa mère s'il n'était pas rentré à 8 heures du soir. Dans la lettre, il déclare à sa mère qu'il va se tuer... Il s'est promené sur les boulevards, est allé dîner dans un restaurant, puis au Moulin Rouge, au Paradis. Dans l'après-midi il était allé chez un camarade à qui il a emprunté une centaine de francs et son smocking. Il est resté au Paradis jusqu'à 5 heures du matin, puis aux Halles accompagné de trois femmes. Il a fait un chantage (renseignement donné par le père, nié par le malade), il a menacé une femme de la dénoncer pour trafic de coco si elle ne payait pas... A 6 heures, il va se coucher à l'hôtel avec une des femmes. A 11 heures, il déjeune seul sur les boulevards, ensuite à l'Olympia jusqu'à 5 heures. Rentre ensuite chez sa mère.

Aime se vanter vis-à-vis de ses camarades. Goût de la mise en scène. Pas spécialement menteur. Doux avec les animaux. Il a menacé son père de mort en disant que « s'il avait un couteau ou un revolver il n'existerait pas 10 minutes... ».

Avis : Débilité mentale, perversions instinctives. Fugues, vols, chantage. Mise en scène. Haine pour le père. Vantardise, désobéissance. Moralité et habitudes mauvaises.

Pronostic : très mauvais.

Mesures à prendre : A mettre en observation. Il y aurait avantage à le séparer de ses parents. Mettre en colonie pénitentiaire.

OBSERVATION VIII

René, 14 ans.

Antécédents héréditaires : Père 43 ans, employé, bien portant, n'a pas eu de convulsions dans l'enfance. Grand-père paternel : bronchite ; grand-père maternel éthylique, paralysé à 48 ans, mort à 56 ans. Mère 43 ans, bien portante ; deux fils et une fille. L'aîné en bonne santé, pas de convulsions ; la fille née avant terme, à 7 mois et demi, est morte à l'âge de 4 mois. Elle n'a pas fait de fausses couches. Sa tante maternelle a fait deux fausses couches et sur 7 enfants vivants, elle a eu 4 sourds-muets ; les 3 autres ne se portent pas mal.

Antécédents physiopathologiques : Le sujet né à terme, accouchement difficile, en état de mort apparcate. Nourri au biberon. La marche 15 mois ; la parole 16 mois. A l'âge de 3 mois diarrhée et convulsions. Depuis pas d'autres crises convulsives. Enurésie jusqu'à 10 ans .Pas de perversions instinctives ou sexuelles. Péritonite bacillaire à 2 ans.

Milieu familial et comportement : Il a toujours vécu avec ses parents qui ne cherchent qu'à le bien élever. Il a été nerveux, coléreux, violent, avec quelques tendances à l'impulsivité ; le plus souvent affectueux envers son père et sa mère. A l'école turbulent. Il veut être indépendant ; désire faire sa vie seul. Aime l'espace et les champs, les bêtes. Méchant avec son frère et ses camarades. Dès l'âge de 8 ans il avait l'habitude de soustraire des sous dans le portemonnaie de sa mère. Il a volé ses parents pour réaliser ses voyages. Il dit agir sans préméditation. Entraîné par un camarade beaucoup plus âgé que lui, il a pris pendant quelques temps du vin blanc dans un débit. Il ne s'est jamais énivré. Il est menteur, il l'avoue lui-même. Gourmand, il dépense l'argent pour manger de la pâtisserie. Il a menacé sa mère et son père et dit qu'il voulait se venger. Capable de repentir, en paroles. N'est pas paresseux. Veut être libre pour se payer tout ce qui lui fera plaisir.

Au point de vue des fugues :

1re fugue en avril 1924 : il est allé à la fête de la Nation. Il est resté 4 jours absent de chez lui ; il couchait sous un manège et mangeait du pain sec. Il se trouvait moins bien que chez lui ; il n'a pas raisonné son acte. 10 jours auparavant à la suite d'un vol de 5 frs ses parents auraient menacé de le mettre dans une maison de correction, et pour éviter cette punition dit-il, il s'est sauvé. Il est rentré à la maison, spontanément.

2e fugue au mois de juillet : Il n'a pas commis de vol : il voulait aller au bois de Vincennes : Un soir il errait dans les allées du bois ; des passants le conduisent au Commissariat. Il a refusé de dire son nom et son adresse.

3e fugue quelques semaines plus tard : Il prend un portefeuille de 3.000 frs. chez lui et se souve à Calais. Arrêté le lendemain, la police étant prévenue par l'hôtelier. Arrivé à Paris ses parents le mettent aux Enfants Assistés où il reste un mois.

4e fugue au mois de mars 1925 : Il a volé chez lui un portefeuille de 500 frs et des Bons de la Défense pour 1.500 francs. Il va à Troyes, à Strasbourg, à Bar-le-Duc, à Lyon où il est arrêté.

Il voyageait seul. Il a dépensé 500 francs. Dit qu'il cherchait du travail en province. Il a traversé toutes ces villes l'une après l'autre parce qu'on lui refusait une chambre dans les hôtels ; il ne dormait alors que dans les compartiments, pendant ses voyages qui ont duré une semaine.

Parlant de ses fugues, il dit qu'il ne les prémédite pas ;

un besoin de partir le pousse, partir loin, n'importe où... Au cours de ses voyages, pris de remords, veut retourner chez lui mais n'ose pas de peur que ses parents ne lui pardonnent plus. Il reconnaît le caractère anormal de ses escapades et de ses vols. Avant d'exécuter ses fugues il dit sentir une hésitation, et soudain finir par choisir le mauvais parti, celui de quitter la maison, « le mal emportant sur le bien », ajoute-t-il... Il n'agit pas sous l'influence d'une colère, d'un énervement.

Il n'avoue pas certains vols faits aux personnes étrangères, et un de 150 francs dérobés dans la poche d'un pardessus appartenant à un des employés du magasin où il travaillait. Il fait des courses supplémentaires pour avoir des pourboires et pouvoir satisfaire ses plaisirs : sa gourmandise, les boissons alcooliques, le tabac. Il est jaloux de son grand frère. Lors d'une réprimande il a dit que « c'est la prison qui va le corriger ». Ses parents sont persuadés qu'il ment pour excuser ses actes.

Intellectuellement : il n'est pas un débile. Sa mémoire est bonne. Il n'aime pas les études. Il n'a pas une aptitude intellectuelle ou professionnelle spéciale, pourtant il veut devenir employé de bureau. Il a passé son certificat d'études à 11 ans et demi. Il a été parmi les premiers de sa classe. Depuis, son arriération scolaire s'accentue.

Son idéation est peu active. Il manifeste une certaine lenteur aussi bien au point de vue intellectuel que physique. Il paraît sensible, intimidable, d'une affectivité bien conservée : il reconnaît ses fautes, il jure sincèrement (?) qu'il ne volera ni ses parents, ni les étrangers et qu'il ne se laissera pas aller à ses tentations bizarres. Sa volition semble affaiblie.

Physiquement : Bien développé. Céphalées ; mauvaise implantation dentaire. Au penis, adhérence balano-préputiale au niveau du frein. Méplat occipital. Puberté acquise. Réflexes tendineux et oculaires normaux.

Acuités sensorielles normales. W. négatif dans le serum, trace d'albumine dans les urines.

Avis : Pas de débilité ; impulsivité, vol, fugues répétées, excès alcooliques. Gourmandise perverse. Malignité, instabilité. Retard scolaire.

Pronostic : Médiocre.

Mesures à prendre : Trait. médical, orientation professionnelle, séparer du milieu familial si possible. Campagne ou dans une ferme. Calmer l'excitation par BrNa ou Gardénal. L'école spéciale de Perray-Vaucluse lui conviendrait.

OBSERVATION IX

Jules, 13 ans.

Antécédents : Père élevé à l'assistance publique. Seul enfant. Mère, deux fausses couches spontanées. Le sujet nourri au sein. Première dent, 6-7 mois. Marche, 10 mois. Parole, 15-18 mois. Propreté, 7 ans.

Scolarité : 1° pension à Rosny, où mauvaise conduite et caractère insupportable. Ne travaille pas, on l'a mis à la porte.

2° St-Nicolas d'Issy où il reste 1 an et demi, y commet quelques petits vols (chocolat etc.) et se fait renvoyer pour mauvaise conduite.

3° A Levallois-Perret en pension ; ne change pas de conduite et ne travaille pas davantage.

4° Une autre pension.

5° Retourné à Levallois-Perret dans une autre pension que la première, et en est retiré pour être repris par celle-ci où il se rend plus insupportable que jamais. Criant, ne voulant plus rien faire, empêchant ses camarades de travailler. Arrivent les vacances 1925. Il passe 2 mois à la maison et est envoyé comme externe au lycée Carnot à la rentrée d'octobre sur la promesse qu'il sera sage ; fait du latin, mais ici comme ailleurs est très paresseux, à tel point que son professeur fait connaître au père qu'il ne peut rien faire de son fils et qu'il vaut mieux le retirer du lycée. Pendant l'absence de son père fait des scènes terribles à sa mère disant qu'il se coupera la gorge si elle ne lui cède pas ; chantage contre la mère.

Vols : Vole de l'argent (20 francs maximum). Il l'a fait 4-5 fois. Aime beaucoup le cinéma, les illustrés et livres d'aventures. Il y a trois semaines, après une discussion avec sa mère, a dit qu'il irait se placer comme domestique de ferme en Seine-et-Oise. Il aurait des périodes de calme. A toujours été très difficile dès le premier âge.

Mythomanie : Par moment raisonne bien ; d'autres fois ne sait ce qu'il dit. Dernièrement, il a bouché les cabinets chez lui en y jetant des ordures ménagères. Dit qu'il a été renvoyé de la pension de Rosny parce qu'il urinait au lit. Dit qu'il voudrait jouer du violon dans les cinémas parce que « ça rapporte » et se faire avocat ainsi que garder les vaches. « Fable en action ».

Au patronage Depuis 8 jours *a*) Il a bouché des W.-C. en y jetant un paquet de papier hygiénique. *b*) A volé 20 sous à un petit camarade ainsi que trois morceaux de sucre dans le but de s'en vanter à un camarade paranoïaque. Indifférence vis-à-vis de ses parents. Aurait des dispositions pour la musique. Connaît le violon. Pas d'affectivité. Pas de signes de prépubérté. W. négatif.

Avis : Pas de débilité intellectuelle, troubles de l'attention, instabilité, mythomanie, tendance aux fugues et aux vols. Peu d'affectivité, tendance à l'intermittence.

Pronostic : Médiocre. Toutefois est éducable, aime la musique, a déjà appris le violon.

Mesures à prendre : Devrait être mis dans un pensionnat de peu d'élèves sous surveillance très sévère où l'on continuerait son instruction et son éducation musicale.

OBSERVATION X

B. Robin, 12 ans.

Antécédents : Mère, travaille à la maison, pas de fausse couche. Père, bien portant, travaille dans la fourrure. Un autre enfant de 4 ans bien portant.

B. R. né à terme. Première dent, 4 mois. Marche, 12 mois. Parole vers 2 ans. Propreté, 1 an. Pas de convulsions.

Maladies de l'enfance : Varicelle, bronchites fréquentes. Opéré des végétations à 7 ans et demi. Depuis il n'a pas été malade.

Scolarité : Depuis 4 ans à ce jour. Il est dans la classe du certificat d'études ; l'année dernière, il était 3e sur 46, mais cette année est le dernier. Il est insupportable, réticent. Ne veut pas raconter ce qu'il a vu sur une gravure quoiqu'il semble l'avoir comprise. Inégal dans la préparation de ses devoirs suivant qu'ils lui plaisent ou non ; très long dans l'exécution des tests ; Test de Collin impossible. Bonté : « qualité, être bon », lecture convenable, école buissonnière.

Fugue : Au mois d'août 1925 ayant été envoyé chercher un kilog de pain, il n'est pas rentré à la maison. Il a raconté qu'il avait été enlevé par 7 hommes qui lui avaient attaché les mains avec les lacets des chaussures, volé l'argent qu'il avait reçu pour acheter du pain, ainsi qu'un canif, et qu'il avait eu les yeux cachés par son tablier. Il a été retrouvé quai de Javel, à deux heures du matin.

Le sujet dit après, qu'il s'est amusé, et qu'il a perdu l'argent qu'il avait reçu pour acheter du pain (35 sous), et que simplement il a eu peur de rentrer à la maison. La mère dit, que l'enfant avait probablement l'intention de visiter l'exposition des Arts décoratifs.

Mythomanie de défense : Hâblerie ; laisse accuser les autres quand il fait quelque chose ; quand il rentre tard de l'école invente un motif quelconque. Réaction émotive assez forte quand on parle de sa fugue. Aime « fouiller les boîtes à ordures ». Onychophagie. Incurie des mains. L'année dernière aucun reproche de l'instituteur, tandis que depuis la reprise des classes, plusieurs reproches ont été faits. Réticence. Lenteur des mouvements, sauf au jeu, bavard à la maison, mais ne dit presque rien pendant l'examen ; très agité pendant la nuit (rêves, cris). Pas méchant avec les camarades, ni avec les animaux. Peu d'affection pour ses parents.

Aurait changé de caractère à partir de la naissance de son frère. Réaction de défense ; quand il est gêné, se réfugie dans les larmes. Lectures imaginatives. Il y a 2-3 ans, tendance au vol pendant un trimestre environ (3 sous, 4 sous, 5 francs retrouvés sous un oreiller). Incurie. Micropolyadénopathie. Pilosité un peu anormale. Rhino-pharyngite. Sens normaux. Métabolisme basal à faire.

Avis : Pas de débilité intellectuelle, troubles de caractère. Mythomanie. Hâblerie fantastique. Intermittences, paresse, fugue. Il a eu, il y a trois ans, des tendances au vol.

Pronostic : Utilisable et améliorable.

Mesures à prendre : Traitement médical, à continuer l'école.

OBSERVATION XI

Christian, 9 ans.

Antécédents : Né à terme, accouchement normal. Poids à la naissance : gros (?). Première dent (?). Marche, tard vers 15 mois. Propreté, de bonne heure, mais depuis 2 ans urine de temps en temps dans son lit. Deux autres frères de 14 ans et de 14 mois, bien portants.

Diarrhée infantile, rougeole, pas de convulsions. Ne perd

jamais connaissance, mais pâlit brusquement. Pas de terreurs nocturnes. Parents divorcés depuis 1921, quand il avait 4 ans, à cause de l'inconduite de la mère. Celle-ci n'a pas fait de fausses couches. L'enfant est élevé par sa grand'mère.

Scolarité : Depuis l'âge de 4 ans. Il n'a pas été un très bon élève ; travaille de plus en plus mal.

Lecture courante, mais retient peu de choses de ce qu'il a lu. Il connaît sa table de multiplication.

Répond aux tests de son âge.

Enfant calomnieux, glouton, ramasse l'argent sur la table, menteur : une fois il est allé à la mairie pour raconter qu'il n'était pas bien nourri. Il urine par terre. Le père croit qu'il le fait exprès.

Pervers instinctif, volontaire : il veut ennuyer ses parents; enfant difficile et méchant avec ses camarades.

Mauvaise dentition, palais un peu ogival : troubles circulatoires, acryocyanose des extrémités, engelure. Réflexes tendineux normaux. Oreilles décollées.

Fugue : Première fois le 2 janvier 1925 : il avait été grondé par ses parents la veille parce qu'il avait refusé de leur souhaiter la bonne année. Il est parti vers 13 heures en laissant un mot à ses parents pour les prévenir. Il est resté dehors jusqu'à minuit. Trouvé à la gare par des jeunes gens qui l'ont ramené chez ses parents.

Vol : Depuis 18 mois environ, il prend de l'argent à ses parents.

Avis : Pas de débilité intellectuelle, perversions instinctives, malignité, troubles du caractère. Fugue, vols.

Faire le métabolisme basal.

Pronostic : mauvais.

Mesures à prendre : Ecole de perfectionnement. Colonie agricole. Orientation professionnelle.

OBSERVATION XII

Lada, 12 ans.

Antécédents : Père, employé, marié une troisième fois. Il a deux sœurs mortes ; une à 4 ans, à cause de la deuxième mère qui lui a donné sa maladie ; l'autre, morte au-dessous d'un an. Il a eu une pneumonie double, a été placé au Préventorium il y a un an. Opéré des amygdales il y a également un an. Il a fait plusieurs places, et renvoyé à cause de son caractère insupportable. Il a étranglé un canard. Chez son père il a volé des sous. Il a dépensé l'argent à « des affaires » (devinettes, bonbons, gâteaux).

Fugues : Quitte successivement les places, sans prévenir. Il aurait été chez un patron quand on l'a cherché chez un autre. Effronté, très réticent, méfiant. Aurait été battu par son père à cause de sa désobéissance.

Scolarité : Cinquième à 11 ans. Ecriture lente, avec beaucoup de fautes d'orthographe. Préfend ne pas savoir ce que c'est qu'une balle ; sait sa table de multiplication. Ne veut pas faire une soustraction (56 — 13 = 23). Distrait. Retard scolaire, 3 ans.

Grande lenteur, paresse ; définit bien les termes concrets, mais se dérobe aux définitions abstraites. Bonne compréhension des gravures. Extrême lenteur des réponses.

Avis : Pas de débilité intellectuelle ; troubles du caractère, instabilité, indiscipline, fugues, vols. Tendances paranoïaques, peu d'intimidabilité.

Pronostic : Bon au point de vue intellectuel, médiocre au point de vue affectif.

Mesures à prendre : Continuer l'instruction et donner un métier, ne pas placer chez un paysan ; autant que possible école de Montesson.

Nous avons cru instructif de présenter ces deux observations ensemble, qui concernent le frère et la sœur, parce qu'elles nous rapporteront l'histoire de toute une famille et nous fourniront, par conséquent, l'occasion de mettre en relief les facteurs familiaux héréditaires et l'influence du milieu sur la conduite et l'avenir des enfants.

OBSERVATION XIII

Mercédès, 12 ans et demi.

Est entrée dans le service libre de la clinique en même temps que son frère aîné, conduite par sa mère. Elle présente :

Antécédents héréditaires : Voir Obs. 14, Henri. Née avant terme, à 8 mois. Premier développement presque normal. Des convulsions vers 7 mois : elle devenait violacée, urinait.

Au point de vue physique : Adiposité, pas de lésions fonctionnelles. Réflectivité vive. Chvostek. Pas de manifestations convulsives, épileptiques ou pithiatiques.

Au point de vue psychique : Orientation auto et allo-psychique satisfaisante.

Vivacité et précocité intellectuelle et affective : connaissances scolaires superficielles. Préoccupations d'ordre politique, social et érotique, disproportionnées à ses conditions et à son âge, ramassées de lieux communs.

Inadaptabilité sociale ; précoce, entretenue par le contact maternel. Elle nous confie ses pensées en ces termes : « Je n'aimais pas le lycée... Il faut toujours faire comme tout le monde et je n'aime faire comme personne : on ne peut pas faire ce que l'on veut. Je me suis fait attraper un jour pour avoir apporté des journaux défendus... Je lis la « Voix des femmes », le « Droit de l'homme » ; j'assiste aux réunions aux Sociétés Savantes. J'ai été avec maman dans des réunions communistes ; au début ça me plaisait, mais je pense que si leur doctrine est bien, ce qu'ils font ne vaut pas ce qu'ils disent... Je ne vois personne, je n'ai pas de petits amoureux... je pense que je ne me marierai pas, l'exemple de maman m'a suffi. Quand je serai étudiante, c'est mon unique désir, je mènerai la vie libre, pas de mariage.... j'aime d'ailleurs le changement... »

Existence fantaisiste confirmée par le frère est imputable à la mère surtout. Je suis très entêtée, continue-t-elle, et chez moi je peux au moins faire ce que je veux. Je me lève à midi, avec maman ; nous déjeunons à 2 heures, je fais quelques courses avec ma mère ; je prends quelques leçons de latin et d'anglais ; nous dînons, puis nous veillons toutes les deux, en fumant et en faisant des petits travaux ; jamais nous ne nous couchons avant 3 heures du matin, parfois 4 heures. Je lis beaucoup. Maman m'a bien défendu certains livres ; je les ai lus en cachette ; je lui ai dit après, elle ne m'a pas grondée. J'ai lu « la Garçonne », les « Civilisés », la « Fumée d'opium ».... Je ne voudrais pas fumer l'opium car je sais qu'après une première pipe je ne pourrais plus m'empêcher de fumer. »

Activité imaginative assez vive : La malade sort relativement peu : elle passe son temps à créer et à réaliser au cours du *jeu* ses conceptions imaginatives. Appétence cependant médiocre pour les romans d'aventures et le théâtre.

« J'aime à imaginer des romans d'aventure, je me déguise et me figure être tantôt une dompteuse, une bohémienne, une cow-girl, une princesse Louis XV... J'invente des amourettes. »

Affectivité : Sentiments familiaux assez vifs, surtout vis-à-vis de sa mère. Partage les ressentiments de sa mère (peur, haine) à l'égard du père et des grands-parents maternels. Pas de malignité à l'égard des gens et des animaux. Peut-être affinités homosexuelles de la puberté : avoue spontanément ne plus pouvoir se séparer d'une « grande amie » qu'elle accompagnerait aux bains... (difficile à préciser). *Coquetterie de mauvais aloi*, entretenue par la mère qui lui apporte, les jours de visite, des fards.

Emotivité assez vive, surtout oscillante, élément cyclothymique constaté et signalé spontanément, troubles de l'humeur, colères vives et violentes, périodes dépressives courtes et peu motivées.

Contraste entre la psycho-rigidité habituelle et une suggestibilité assez grande : A l'instar de sa mère, qui le lui aurait raconté, elle aurait tenté de se suicider... « Maman avait essayé du sublimé, j'ai essayé de le faire avec la belladone qu'elle possédait pour ses troubles d'estomac.

« J'ai tiré aussi un coup de révolver pour voir comment on s'en servait. Maman sort toujours avec son révolver dans son sac par peur de mon père... ».

Instabilité motrice et psychique : J'aime le changement, le déplacement, je ne peux pas rester en place ; il faut toujours que je remue ou que je change d'idées. J'aime une vie mouvementée : un jour ici, un jour là-bas. J'aurais voulu être bohémienne. J'ai fait une fugue et j'ai songé à en faire d'autres. »

Fugues sans motif autre que celui de la déambulation : Cette fuite n'est pas liée à un état imaginatif, n'est pas prévue à la longue comme un moyen de se soustraire de la tutelle maternelle, comme une réaction à la discipline familiale. « Un jour qu'on m'avait envoyée en commission, je me suis dit brusquement, si j'allais en Belgique... et je suis partie en courant de Clamart jusqu'à la porte de Versailles ; j'ai traversé Paris en flânant ; j'entrais dans les églises, je me promenais sur les bords de la Seine.... J'ai été ainsi jusqu'à Saint-Denis. Je n'avais rien prévu, je n'avais pas d'argent, je n'avais pas réfléchi ; je ne pensais pas non plus que ma mère serait inquiète... Enfin j'ai pensé que c'était bête ce que je faisais et j'ai été au Commissariat. Ma mère prévenue est venue me chercher ; elle ne m'a pas trop grondée... Elle m'a dit après, qu'étant petite, elle avait fait la même chose.

« Une autre fois je songeais à partir en Amérique avec mon frère ; une autre fois encore nous avons préparé des provisions pour aller habiter dans les bois... et puis on a changé d'idées. »

Sa fugue est consciente, amnésique, non obsédante.

Pas de perversions instinctives vives, mais appétence morbide pour les psychopathes : la malade est heureuse de se trouver au milieu des névropathes. Maintes fois elle avait exprimé son désir de voir des malades pareils. Elle regrette de ne pas être mêlée aux « vraies folles »... Elle espère qu'on la changera de service et qu'elle verra des agitées.

Avis : Précocité affective et intellectuelle ; état cyclothymique, impulsivité. Tendances perverses, fugue ; souillée par le contact maternel.

Pronostic : mauvais.

Mesures à prendre : Séparation de son milieu. Confier à une œuvre de jeunes filles. Surveillance étroite. Instruction, éducation morale, travaux manuels ou ménagers.

OBSERVATION XIV

Henri, 14 ans.

Antécédents héréditaires : Sa mère, âgée de 33 ans : à l'âge de 15 ans, a fait une fugue en Allemagne avec une amie. Dix mois après, elle rentre en France pour repartir ensuite en Angleterre où elle reste pendant 3 mois. Son père la faisait rechercher par la police : on l'arrête à Boulogne. Pendant qu'elle était chez des religieuses, elle se sauve à Zurich : mais au bout de 8 jours, sa mère vient la chercher. Mariée en 1910, bien qu'elle n'ait jamais voulu d'enfants, elle a eu en 1911 un fis, un an après une fille, puis une fausse couche de 3 mois et demi. Elle ne s'entendait pas avec son mari : un jour elle lui a donné un coup de couteau dans la joue.

Le père (renseignements fournis par sa femme) : âgé de 33 ans, sans métier, vantard, voleur, déserteur (?), emprisonné pour vol de bicyclette, pour abus de confiance. Divorcé depuis deux ans.

La mère aime ses enfants, dit-elle, mais il lui est pénible de penser que ce sont les enfants d'un homme qu'elle déteste.

Antécédents physio-pathologique du sujet : Né à terme, nourri au sein maternel jusqu'à 5 mois, puis par une nourrice. Il a marché vers 15 mois. Pleurait beaucoup, nerveux, coléreux. Pas de convulsions. Enurésie encore actuellement. Rougeole, scarlatine, varicelle, opéré pour des végétations.

Il a une sœur, Mercédès (Observ. 13).

La vie familiale et psychique : Il s'ennuie beaucoup dans son milieu familial ; il n'aime pas sa sœur, se dispute souvent avec elle. Il apprenait bien au lycée pendant sa première scolarité de 8 à 11 ans, durant 3 ans d'internat. Dit qu'il est changé depuis. Il n'est pas affectueux pour sa mère; pense qu'on doit être mieux ailleurs que chez sa mère, qui n'est jamais contente de personne. Elle les enfermait, sa sœur et lui, craignant qu'ils ne fussent enlevés par son mari.

Le train de la vie était un peu anormal, ils vivaient à l'envers, c'est-à-dire qu'ils dormaient toute la matinée jusqu'à midi ou 2 heures, et restaient éveillés jusqu'à minuit ou 3 heures du matin. C'est la mère qui mettait toute la maison en désordre, et il voulait se sauver d'un intérieur qui ne lui plaisait pas.

Il reproche à sa mère son caractère bizarre qui crie toujours pour un motif futile, les empêche de jouer à leur aise. Pas d'ordre, pas d'hygiène dans la maison, dit-il. Sa mère les entretient de ses pensées, de son passé. Tient sur ses parents, son mari, des propos médisants. Raconte qu'elle est malheureuse d'avoir épousé leur père, qu'elle ne voulait pas avoir d'enfants, qu'elle a quitté sa maison paternelle encore toute jeune, etc. Pendant son sommeil, il a des cauchemars : il voit en son rêve des squelettes le poursuivre, des locomotives circuler dans la rue, il descend par une échelle dans un abîme, il vole, saute des hauteurs. Il a eu peur du ronflement de sa grand-mère.

Il a lu les romans de Jules Verne. Il apprend assez facilement. Il veut devenir architecte, ingénieur, agriculteur, coureur d'autos, aviateur, fermier.

Au point de vue des fugues : Sa première fugue remonte au mois de juillet 1919 pendant les vacances. Il a été l'objet de mauvais traitements de la part de sa mère à cause d'une dispute avec sa sœur. Il a eu alors l'idée de s'enfuir : il a passé par la fenêtre ; a fait le chemin à pied de Clamart au Châtelet pour aller chez un oncle, mais ne sachant pas l'adresse exacte n'a pas trouvé le domicile. La nuit tombait. Il voulait retourner : à minuit, un agent l'arrêta dans la rue de Rennes et le conduisit au commissariat.

Deuxième fugue en automne 1923. Sa mère voulait couper ses cheveux parce qu'ils tombaient sur sa figure. Un jour, craignant que sa mère le conduise chez le coiffeur, il s'enfuit de chez lui pour aller à Clermont-Ferrand, chez sa grand'mère. A 9 heures du soir, un garde l'a arrêté devant la barrière de Ris-Orangis. Mené chez lui, sa mère coupe ses cheveux.

Après un mois environ, il fait une troisième fugue. Sa mère le bat ; il se débat et casse un carreau. Elle l'enferme à la cave. Il fait sauter la serrure, s'enfuit à Versailles. Comme il pleut, il s'abrite dans une maison en construction ; se dirige ensuite sur Rambouillet. Tout à fait mouillé, dans un état pitoyable, il va au commissariat.

La quatrième fugue après une quinzaine de jours : Pour ne pas aller à son cours il part pour Puteaux vers 3 heures de l'après-midi. En suivant la Seine, il lui prend l'idée d'aller au Havre pour s'embarquer de là en Amérique... Mais une forte pluie l'oblige de s'abriter encore au commissariat.

Cinquième fugue au mois de mars 1924 : Profitant de l'absence de sa mère, il sort, passe la nuit dans une gare proche. Le lendemain, revient se promener devant son domicile. Sa sœur lui donne de quoi manger. Sa mère refusant à le recevoir, sa grand'mère l'emmène chez elle.

Sixième fugue au mois d'octobre 1924 : Il était dans une pension à Nogent-sur-Marne depuis 8 mois. Il était mal nourri ; il n'apprenait pas grand'chose. Un matin, il quitte la pension, fait 40 kilom., couche la nuit dans une vieille péniche. Vit de pommes ramassées dans les champs. Un garde-chasse l'emmène à la gendarmerie.

Il s'enfuit parce qu'il s'ennuie chez lui, parce qu'il a envie d'être ailleurs. Il prémédite ses fugues. Il n'envisage pas les conséquences de ses actes. Il ne lutte pas contre la tentation de fuir, il n'a aucun remords, il est content d'avoir exécuter des escapades. Sa mère le torture sans motif : il faut dit-il, qu'elle crie après quelqu'un, si ce n'est pas après lui, c'est après sa sœur...

Il fait ses fugues sous l'influence de la colère, de l'énervement. Une fois il a pensé à se tuer avec le revolver de sa mère. Sa sœur lui a dit, un jour, qu'elle avait l'envie de se tuer. Comme lui, sa sœur aussi, pleure quelquefois sans grand motif, personne ne veut rester chez sa mère, elle empêche de dormir, les voisins se plaignent du bruit... Il ne restera pas avec sa mère.

Il raconte son histoire avec une très légère réaction émotive par moment ; il raisonne, il discute, paraît décidé.

Au point de vue intellectuel : Il présente un retard scolaire de deux ans. Il paraît avoir une assez bonne mémoire, toutefois les idéations et associations sont difficiles et lentes. Imagination limitée. Tendance aux raisonnements. Entêtement. Attention mobile, inintimidable, impulsif. Sentiments d'amour-propre et familial inexcitables. Absence d'affection. Dit qu'il se f... de tout le monde, de ce qu'on pense de lui. Il semble indifférent au milieu où il se trouve. Dit que sa mère le croit fou et c'est pour cela qu'elle l'a amené à l'hospice. Il est docile dans le service.

Perversions : Il nie toutes perversions sexuelles ; il a peu de pudeur. Il a volé des sous dans le portefeuille de sa mère à plusieurs reprises. Il n'est pas méchant envers les bêtes.

Dans une lettre adressée à sa mère, le proviseur du lycée écrit notamment : « L'élève H. multiplie à plaisir les observations par sa turbulence, son désordre, sa dissipation, son inapplication ; les notes se sont multipliées à un tel point que dernièrement il a été question de le déférer au conseil de discipline. Je ne sais pas jusqu'à quel point la famille a de l'influence sur cet enfant, mais après toutes les observations que je lui ai faites, j'ai cru de mon devoir de vous signaler cette situation désespérée en vous demandant d'y prendre garde. »

Trois semaines après, sa mère reçoit du proviseur la lettre suivante :

« H., déféré au conseil de discipline, a reçu une admonestation sévère et un avertissement officiel pour l'ensemble de son trimestre à cause de sa conduite désordonnée, de son inapplication aux leçons, aux devoirs et à sa préparation des compositions. L'ensemble des résultats est très faible et j'attire votre attention sur le préjudice que peut causer cette situation dans l'avenir de votre fils. »

Le jeune Henri, 22 jours après son entrée dans le service, avec une lame de ciseaux, fait une tentative puérile de suicide en se blessant légèrement au poignet droit ; ensuite, d'un coup de poing il casse un carreau. Le lendemain, il se fait une autre petite blessure sur la face dorsale du même poignet avec un couteau de table ; il refuse de manger... Dit, qu'il en a essez sur la terre, qu'il ne veut plus voir sa mère et a peur qu'elle l'emmène chez elle ; il veut que sa mère n'ait aucun droit sur lui ; il veut se faire mal parce que tous les hommes sont mauvais, toute la race humaine... Il rougit et verse quelques larmes. Il reste inerte, déprimé. Etant donné son état d'agitation et de dépression, on l'admet dans le service fermé.

Au point de vue somatique ce malade présente : Dans l'ensemble, le développement physique retardé. Un facies adénoïdien, pâle, voûte palatine ogivale. Peau sèche, marbrée au niveau des membres. Pas de poils au pubis et dans les aisselles. Impubère.

Réflexes oculaires et tendineux normaux. Acuité sensorielle normale. Aucune malformation corporelle. R.O.C. 6-12.

Avis : Légère débilité mentale, surtout troubles de l'humeur et du caractère. Indifférence affective, turbulence, instabilité, hostilité, haine vis-à-vis de sa mère ; fugues réitérées, vols, refus d'aliments, tentatives de suicide. Désordre constant et « volontaire » de la conduite.

Faire métabolisme basal et B. W.

Pronostic : Médiocre. A observer.

Mesures à prendre : Délivrer de la tutelle de sa mère ; donner une instruction scolaire et professsionnelle dans un établissement spécial pour les jeunes anormaux, sous une surveillance étroite, comme celui de Perray-Vaucluse. Traiter médicalement.

OBSERVATION XV

D. François, 13 ans et demi.

Antécédents : Père, mort tuberculeux, il y a un an et demi. Une sœur de 16 ans et demi. Un frère, mort à 2 ans de méningite. Première dent à 6 mois ; parole à 1 an, marche, 18 mois ; propreté, 3 ans et demi ; a eu de la rougeole, entérite à 6 mois ; des convulsions à 2 ans et demi. Un jour il est tombé subitement, devenu pâle, avait les yeux ouverts, est demeuré dans cet état pendant 15 minutes environ, avec perte probable de connaissance. A partir de ce jour, il a eu des crises à peu près tous les mois ; il ne s'est jamais mordu la langue. Ces convulsions ont duré jusqu'à 4 ans (jamais pendant la nuit). Il a eu des oxyures et des lombrics.

Scolarité : Possède son certificat d'études.

Caractère paranoïaque, orgueil très accentué ; n'a pas d'affection pour sa sœur, veut tuer son beau-père parce qu'il l'a frappé. Entêté. Dit avoir de l'affection pour sa mère. Epileptoïdie. Il voudrait aller au Mexique ; un cousin y est parti à l'âge de 10 ans, se cachant au fond d'un bateau ; après il est devenu riche. François aime le voyage, il veut imiter son cousin. Il voudrait être chauffeur de train. L'idée de sa fugue lui est venue soudain, il a voulu voir la mer.

Fugues et vols : Il a pris 1 franc à la maison il y a environ deux ans. Il y a trois semaines, a pris 160 francs chez ses parents. De la gare Montparnasse, il est parti en Bretagne, resté un jour à Plouezec, et rentré à Versailles, après avoir reçu de sa tante l'argent nécessaire à son retour. Là il a pris 1160 francs chez son beau-frère, est venu à la gare Montparnasse pour s'embarquer une seconde fois pour la Bretagne. Sa mère étant arrivée à temps, il a été conduit auprès du commissaire spécial de la gare, d'où il est envoyé au Patronage. Il avait pris deux billets de chemin de fer parce qu'il était accompagné d'un camarade, lequel, au dire de l'intéressé, aurait commis le vol et avait sur lui une partie de l'argent.

Depuis quelque temps, il travaillait dans une usine en qualité d'apprenti moteur.

Avis : Pas de débilité intellectuelle. Enfant bien doué ; orgueilleux, ambitieux, imaginatif, idées de vengeance, haine, vanité, instabilité. Vols utilitaires. Fugues. Motilité normale ; aplatissement de la partie postérieure du crâne.

Pronostic : Paraît bon.

Mesures à prendre : En observation. Placer pour continuer ses études (Brevet).

CHAPITRE II

FUGUEURS, DEBILES, INSTABLES OU PERVERS

OBSERVATION XVI

Bernard, 12 ans et demi.

Antécédents : Père bien portant ; mère, 3 fausses couches après la naissance du sujet, dont une a été causée par une crise d'éclampsie.

Bernard est né à terme, accouchement normal. Première dent, 6 mois ; parole, 2 ans ; marche, 15 mois. Il n'est pas encore propre. Jamais de convulsions.

Rougeole ; merycisme depuis l'âge de 9 ans.

Scolarité : De 7 à 12 ans. On n'a pas voulu le garder à l'école ; sa mère l'a placé à Frasne. Au bout d'un an, elle l'a repris ne voyant aucune amélioration.

Caractère très sournois, méchant, menteur, calomniateur. Il a raconté que son père se saoûlait et que ses parents se battaient à coups de couteau. Méchant avec les animaux ; dernièrement il a tué trois cobayes. Goût pour détruire. Pas de perversions sexuelles connues de sa mère. Mange beaucoup, rumine toute la journée. Pince sa petite sœur, qui est âgée de 2 ans ; il a failli lui crever un œil avec une baleine de corset. A menacé sa mère de la frapper avec un balai.

Fugues et vols : Depuis l'âge de 7 ans, il fracture les serrures, casse les meubles pour prendre tout ce qu'il trouve. Dès qu'il a de l'argent, il se sauve, couche n'importe où et ne revient que lorsqu'il n'a rien. Il a fait plusieurs fugues. La première à l'âge de 11 ans ; il avait volé 80 francs avec effraction, est resté trois jours dehors. Ramené par les gendarmes qui l'ont trouvé endormi dans un garage.

Sa dernière fugue il y a trois semaines, s'est sauvé et resté dehors quinze jours. Il avait volé 120 francs. Fut ramené par un voisin qui l'a rencontré.

Physiquement : Méplat occipital, pilosité anormale. Acryocyanose, syncinésies.

Avis : Débilité intellectuelle, âge mental, 9-10 ans. Perversions instinctives graves. Mythomanie calomnieuse. Malignité extrême. Vols et fugues à répétition.

Pronostic : Mauvais.

Mesures à prendre : Pas de placement familial. Replacer à Frasne si possible ou internement.

OBSERVATION XVII

Lucien, 10 ans.

Antécédents : Père alcoolique ; mère bien portante. Une petite fille morte à 4 ans, de méningite.

Le malade est né à terme. Accouchement normal, mis en nourrice jusqu'à l'âge de 7 ans. Manque de renseignements sur son premier développement. Rougeole et broncho-pneumonie à l'âge de 2 ans.

Scolarité : Depuis l'âge de 3 ans. Ne sait pas lire, il écrit seulement son nom. Age mental, 7 ans.

Conduite : Indocile ; il brise, casse tout à la maison ; pas affectueux pour sa mère qui voudrait le placer. Sa mère l'ayant grondé et enfermé, il s'est sauvé par la fenêtre. Revenu le lendemain matin après avoir passé la nuit dans un champ. Pri ssur le fait, nie. Gentil avec ses camarades et les animaux. Très méchant avec sa mère et son père. Il l'insulte et veut la gifler, il lui a coupé une jupe.

Physiquement : Les dents mal plantées, crénelées ; un

petit peu facies mongolien. Onychophagie, signe du sourcil, petite taille, petite main ; lobules soudés.

Avis : Débilité intellectuelle, arriération scolaire ; connaît à peine l'alphabet. Troubles du caractère, perversions, inaffectivité, mythomanie, tendances aux vols et aux fugues ; faire B. W.

Pronostic : Mauvais.

Mesures à prendre : Traitement spécifique, à Montesson.

OBSERVATION XVIII

R. Clément, 15 ans et demi.

Antécédents : Mère, hérédité tuberculeuse, a été traitée pour la tuberculose ; père, paludisme. Une fille de 18 ans, bien portante. Le sujet, né à terme, première dent, 5 mois ; marche, 14 mois ; parole, 18 mois. Propreté, 5 à 6 ans.

Maladies : Vers 7 ans aurait eu des vomissements, accompagnés de fièvre jusqu'à 40°. Paludisme d'après un médecin. Les accès semblent avoir complètement cessé depuis un an. Coqueluche à 6 mois. Rougeole, varicelle, oreillons, bronchite. Il a été opéré des végétations.

Scolarité : A partir de 4 ans jusqu'à 13 ans ; refusé au certificat d'études ; exact, un peu paresseux, irrégulier, élève moyen ; ne faisait pas l'école buissonnière, sauf à partir du jour où il a fréquenté les cours du soir. Taciturne, sournois dissimulateur. Brutal avec sa sœur.

Vols et plusieurs places : Il a commencé à voler vers 8 ans, à la maison, des petites sommes avec lesquelles il achetait des bonbons et des gâteaux. On l'a pris une fois sur le fait.

a) Placé dans une première maison comme groom, avait 250 fr. de fixe, qu'il rapportait régulièrement chez lui.

b) Groom dans une banque où il a donné satisfaction.

c). A nouveau, groom chez un orthopédiste, d'où il a été retiré en février 1925.

d) A Gaumont, où il s'est signalé en gardant l'argent qui lui avait été confié par une caissière pour aller acheter une boîte de bonbons, ayant fait savoir qu'il avait perdu l'argent dans le Métro.

e) Depuis trois semaines employé aux écritures dans un bureau, est chargé de temps en temps d'aller à la poste faire des encaissements. Un soir a brisé les vitres d'un bec de gaz et a été conduit au commissariat. On craint beaucoup chez lui qu'il ne vole des sommes importantes. Aurait volé 50 francs à une jeune fille auprès de laquelle il était employé.

Fugues : En juin 1925. Il a vendu sa bicyclette et est allé dans les Landes chez sa marraine de guerre. *Connait le violon.* Aime beaucoup le cinéma. Indifférence totale. Maladresse. Tendance à fréquenter des femmes et à aller au café.

Petit crâne, méplat occipital. Bonne denture. Fume beaucoup. Puberté acquise. Paratonie, syncinésies ; type de la petite brute déchaînée.

Diagnostic : Débilité intellectuelle (âge mental, 11 ans) ; perversions instinctives, instabilité, mythomanie, indifférence, inaffectivité familiale, malignité. Vols, fugues. Tendances à l'alcoolisme.

Pronostic : Mauvais.

Mesures à prendre : Orienter vers la musique (serait assez bon violoniste). Ne pas lui laisser la manipulation de l'argent.

OBSERVATION XIX

Cyrille, 13 ans.

Antécédents héréditaires : Manquent.

Antécédents physio-pathologiques : Il a parlé vers 3 ans ; mais a eu des troubles de langage pendant longtemps. « On ne comprenait pas ce que je disais » dit il. Convulsions à 8 mois, coqueluche à 16 mois. Depuis l'âge de 2 ans, il s'est frappé la tête fortement pendant son sommeil.

Antécédents psychiques et familiaux : Pas de colères, pas de violences d'après le malade. Il est menteur ; nie les fugues avant l'âge de 12 ans. Il n'aurait jamais volé. Il se sauvait parce qu'il ne voulait pas aller à l'école. Il voulait être jardinier et cependant il s'est sauvé encore alors qu'il était chez un horticulteur... « parce qu'on faisait toujours la même chose » explique-t-il. Impulsions aux fugues sans préméditation, mais dans un but de défense ; il part quand il a fait quelque chose de mal, par exemple : il laisse le gaz ouvert pour savoir ce que cela fait. Il a manqué de mettre le feu en jetant du papier dans un calorifère, et dit qu'il voulait voir la maison brûler. Il a volé une charrette.

Aime beaucoup le voyage, voir les plus beaux pays ; il voudrait aller se promener dans les régions de la Seine, de la Garonne, du Rhin, etc. Au contraire, il ne veut aller ni chez les nègres ni chez les chinois parce qu'ils sont méchants, et non plus en Amérique, parce qu'ils ont des revolvers...

Au point de vue intellectuel : Ecole jusqu'à 12 ans. Il n'a pas son certificat d'études. Il y est souvent puni ; école buissonnière. Ne fait pas ses devoirs. Ne connaît pas la table de multiplication. Arriération scolaire.

Il ne discerne pas, ne réfléchit pas. Il n'a jamais eu de regrets. Indifférence morale et affective. Inintimidable, instable.

Perversions instinctives : Il masturbe plusieurs fois dans la journée. Exhibitionnisme devant les femmes. Taquin ; fait mille misères aux malades ; il en a même blessé un à l'oreille avec un bout de bois. Gourmand ; n'écrit à ses parents que pour leur demander des articles de confiserie.

Fugues : Il a quitté, dit-il, pour la première fois, ses parents au mois de janvier 1923, qui sont pourtant doux pour lui. En réalité, sa première fugue remonte à l'âge de 4 ans. A cet âge, il a tenté de prendre le train pour s'enfuir de chez une tante qui l'élevait.

Sa deuxième fugue à 7 ans ; arrêté par les agents à Paris. Après trois jours, sa troisième fugue : retrouvé à Conflans. A ce moment, comme il parlait à peine, il a été admis à l'Institut des souds-muets d'Asnières (1918-1921). Depuis octobre 1923 jusqu'en novembre 1924, il a fait dix-huit petites et grandes fugues, à chaque fois retrouvé par les agents. Admis à l'école de Montesson. Pendant une fugue il a été arrêté par les gendarmes à Vaires, alors qu'il emmenait une voiture à bras, dérobée dans ce pays. Envoyé à la prison de Meaux, il y reste 18 jours. On l'acquitte après jugement au Tribunal correctionnel.

Placé chez un horticulteur, il a fait d'autres fugues.

Dans son travail, il faisait preuve de beaucoup de paresse.

Physiquement : Facies dégénératif, denture irrégulière, crénelée, oreilles décollées. Opéré d'un phimosis. Impubère.

Avis : Débilité intellectuelle ; déséquilibre constitutionnel, instabilité, turbulence, émotivité, impulsivité, perversions sexuelles, absence de sens moral ; arriération par insuffisance d'écolage ; inaffectivité. Fugues répétées.

Pronostic : Mauvais.

Mesures à prendre : Surveillance, instruction professionnelle ; mettre dans un établissement spécial pour des jeunes anormaux comme celui de Perray-Vaucluse.

OBSERVATION XX

L. Honoré, 11 ans et demi.

Antécédents : Parents bien portants, divorcés. Deux autres enfants de 16 et de 14 ans en bonne santé. L. Hon. est né à terme. Première dent à 4 mois, parole à 2 ans ; marche, 9 mois ; propreté, 9 ans. Aucune maladie.

La belle-mère et le père le batteraient.

Scolarité : De 6 ans à ce jour. Il ne travaille pas, fait l'école buissonnière. Test de Collin impossible (10 fois). Retard scolaire d'au moins 2 ans et demi. Il s'est sauvé deux fois de la maison. Reste huit jours sans aller en classe. Rentre le soir à l'heure normale comme s'il fréquentait l'école. Son père, qui est absent toute la journée, à cause de son travail, dit qu'il ne peut le surveiller. Le malade, récemment, a été arrrêté par des agents en gare de Bourget. Lit les illustrés « Les Belles Images ». Dénégation, quand on lui demande s'il est battu à la maison.

Pas d'onychophagie, ni de masturbation. Inaffectivité familiale complète. Au moment où le père est parti, n'a pas sourcillé et est demeuré totalement indifférent.

Physiquement : Voûte palatine ogivale, hypoesthesie cornéenne. Mydriase légère. Réflexes normaux, motilité normale. Père, strabisme externe apparent (grand écort interpupillaire).

Avis : Légère débilité intellectuelle, âge mental, 10 ans. Surtout troubles de l'attention. Instabilité, fugues ; hostilité, méfiance. Probabilité de tendances imaginatives et paranoïaques, paranoïa ambulatoire probable.

Pronostic : Réservé.

Mesures à prendre : En observation.

OBSERVATION XXI

Anatole, 14 ans.

Antécédents : Père maçon, un peu alcoolique.

Quatre autres enfants bien portants. Toutefois une fille est à l'école des arriérés d'Asnières ; un enfant mort à 14 mois de la diarrhée infantile. La mère, une fausse couche, entre l'aîné et le sujet.

Première dent de 7 à 8 mois ; marche à 11 mois ; parole (?). Propreté, 12 mois. Otite. Malpropreté sordide.

Scolarité : A l'école jusqu'en quatrième, était 18e sur 36 élèves. Bâtard scolaire d'au moins 2 ans.

Très brutal : menace son frère ; sa mère a été obligée de porter plainte au commissariat. A été jusqu'à dire qu'il ferait venir « des sidis » pour faire du mal à quelqu'un de la maison. Aime boire : visage vultueux. Depuis trois semaines, dit qu'il cherche du travail, alors qu'il ne fait rien en ce sens. Ne fréquente qu'un camarade de son genre. Mythomanie de défense. Il a commencé à voler il y a environ 5 à 6 mois, 10 fr., 20 fr. et toujours à la maison. Il a travaillé en premier lieu chez un épicier d'où il a été renvoyé parce qu'il était grossier. Pas d'affection pour ses parents. Fume beaucoup ; pas de signe de prépuberté. Grosse rate.

Avis: Légère débilité intellectuelle, âge mental, 12 ans. Perversions instinctives, inaffectivité, malignité. Mythomanie, fugues, vols, début d'alcoolisme, violence contre sa mère.

Pronostic : Mauvais, brute déchaînée, chef de bande.

Mesures à prendre : Ecole de réforme, au besoin école pénitentiaire. On peut essayer quelque temps le placement à la campagne dans un milieu sévère.

OBSERVATION XXII

A. George, 12 ans et demi.

Antécédents : Une sœur à 18 ans, bien portante.

Le père : Mort des suites de ses blessures. Hémoptysies, tuberculose probable.

Son père : bien portant, 75 ans.

Sa mère, bien portante, hypocondriaque, a dépensé 40.000 francs à se soigner.

Deux sœurs, mais pas de la même mère, bien portantes.

La mère : Morte à 33 ans ; alcoolisme, tuberculose probable.

Pas de fausses couches, pas d'enfants morts.

Son père, mort à la suite d'un coup de pied de cheval.

Sa mère, morte d'hémorragie cérébrale. Un frère et une sœur bien portants.

A. George est né à terme : poids 4 kgs. environ ; accouchement normal, marche probablement normale, pas de convulsions.

Scolarité : irrégulière ; n'aime pas l'école. Très adroit, aime bien dessiner. Lecture expressive, plusieurs fautes d'orthographe.

Attitude à la maison : Chez sa tante depuis 3 ans. *Vols :* depuis un an ; il a pris de l'argent chez sa tante et à ses camarades. Prend 5 ou 10 francs. Il a pris une fois un portefeuille à un de ses camarades, contenant 60 francs. Utilise tout l'argent qu'il vole pour aller au cinéma ; aime bien la musique. Paresseux. Ment pour se défendre seulement. Doux avec ses camarades, affectueux avec sa tante, serviable.

Fugues : Une fois, il y a 6 mois environ, après avoir été grondé. Il a passé deux jours et une nuit dehors, a couché dans le Métro.

Il a fait une deuxième fugue peu de temps après. Est parti à la fin du mois avec 70 francs qu'il avait gagnés dans une usine de métallurgie où sa tante l'avait placé pendant les vacances. Il est resté un jour et demi dehors. Est rentré spontanément chez sa tante.

Physiquement : Bien conformé, visage pâle, sourcils rares. Au point de vue pulmonaire : (?).

Avis : Légère débilité intellectuelle, âge mental, 10 ans. Retard scolaire de 2 ans. Tendances au vol, fugues. Hérédité tuberculeuse.

Pronostic : Assez bon.

Mesures à prendre : Ecole Théophile Roussel de Montesson.

CHAPITRE III

FUGUEURS IMBECILES, INSTABLES OU PERVERS FUGUEURS MENTALEMENT AFFAIBLIS

OBSERVATION XXIII

Jeanne, 16 ans.

Antécédents : Père bien portant ; mère morte après onze mois de maladie dans un hôpital à Saint-Denis. Deux autres filles, 20 et 12 ans, bien portantes. La première, travaille avec son père qui est matelassier ; celle de 12 ans est dans un orphelinat.

Jeanne, enfant assistée, pas de renseignements sur la première enfance. Ne peut dire si elle a eu des convulsions.

Scolarité : A l'école jusqu'à 10 ans. Lecture convenable et expressive ; bonne écriture avec un peu de fautes d'orthographe. De 10 à 13 ans est demeurée avec le père sans fréquenter l'école. Elle l'a quitté à 13 ans pour venir à l'Assistance, probablement confiée par le Tribunal, qui l'a éloignée du père, lequel la maltraitait.

1). A été placée par l'Assistance à la campagne dans une ferme le 4 février 1922. Elle y est restée environ 6 mois. Elle a été renvoyée parce qu'elle s'était sauvée pendant vingt-quatre heures, demeurant autour de la maison. Elle n'a ni mangé, ni bu ; elle s'est assise sur l'herbe sans rien faire et sans réfléchir. Ne peut dire pourquoi elle s'est enfuie.

2). Placée dans une autre ferme, ne peut dire combien de

temps elle est restée. Pressée de questions, a une réaction très forte.

3). De nouveau placée dans une ferme au sujet de laquelle elle ne donne aucune précision. Dit qu'elle a fait, de 13 à 16 ans, environ une dizaine de places. Dans ces places, a fait des fugues de 1 à 2 jours, couchant la nuit dans le foin, sans réfléchir, et pendant la journée demeurant absolument inactive. Dit qu'elle n'aime pas la campagne. En effet, elle ne s'est pas sauvée et n'aurait pas cherché à le faire, depuis deux mois, c'est-à-dire depuis son retour à l'Assistance. Dit qu'elle serait capable d'être fleuriste. Lit beaucoup des illustrés « Lisette ».

Au point de vue physique. Réglée depuis l'âge de 12 ans Voûte palatine ogivale, seins normaux. Signe du sourcil, un peu d'infiltration. Insuffisance thyroïdienne, grasse ; pas de tremblement digital. Ne rêve pas la nuit. Rien d'anormal par ailleurs.

Avis : Débilité intellectuelle, âge mental, 12 ans.

Retard scolaire par insuffisance d'école. Troubles du caractère. Instabilité, mythomanie, dissimulation, réticence. Fugues à caractère impulsif mais mnésiques et conscientes, mythomanie, entêtement.

Pronostic : Assez bon.

Mesures à prendre : Placement plutôt dans une école d'apprentissage qu'à la campagne, où elle serait surveillée, telle que l'œuvre du Souvenir.

OBSERVATION XXIV

Marcelle, 10 ans et demi.

Antécédents : Père alcoolique, vols répétés.

Mère bien portante, séparée de son mari : cinq enfants en bonne santé.

Notre malade est née à terme ; aucun renseignement sur son développement, aucune maladie.

Scolarité : Mise à l'école vers l'âge de cinq ans. On n'a

pas pu la garder parce qu'elle volait. Dès l'âge de 3 ans, elle a volé : ouvre les armoires et prend tout ce qu'elle trouve. Réticente, ne veut pas nommer les lettres.

Fugues : La première fois elle est partie parce qu'on l'avait grondée. Sa mère l'a trouvée au bout de deux heures. Deuxième fois, elle est partie dans les mêmes conditions. Elle a été à Pierrefitte, où elle est restée toute la journée. Retrouvée par les gendarmes et reconduite chez elle.

Au point de vue physique : Nez en selle ; réflexes pupilaires normaux. Acuité visuelle normale, palais ogival, mal soignée.

Avis : Grande débilité intellectuelle, âge mental, 7 ans. Retard scolaire, perverse, voleuse. Inaffectivité, entêtement. Fugues par troubles du caractère.

Pronostic : Médiocre.

Mesures à prendre : Soustraire de son milieu. Placement à l'œuvre du Souvenir ou à l'Asile.

OBSERVATION XXV

A. Jean, 15 ans et demi.

Antécédents : Mère, 9 grossesses, 2 fausses couches, l'une 6 semaines, l'autre de 3 mois. 3 enfants morts.

a) décédé à 5 jours de convulsions internes dont les manifestations étaient : bras retournés, yeux révulsés, figure noire, perte de connaissance.

b) mort-né, venu à 7 mois et demi.

c) mort de broncho-pneumonie à l'âge de 7 mois.

Quatre enfants vivants :

a) Une fille de 24 ans, mariée, ayant eu entre 1 et 4 ans une dizaine de convulsions. Les convulsions survenaient après une contrariété : bras battants, cris, dents serrées, perte de connaissance. Toutes ces convulsions se produisaient alors que la jeune fille avait l'apparence d'une parfaite santé. Elle a eu une crise d'hystérie à 23 ans, alors qu'elle était en instance de divorce.

b) Un fils de 20 ans, qui a eu une convulsion vers 3 ans. avec pâleur et perte de connaissance, yeux révulsés.

c) Un fils de 18 ans. Vers 2 ans a eu quelques convulsions avec perte de connaissance, chute, mais pas de secousse.

Le développement de chacun de ces enfants a été normal: Première dent, 8-9 mois ; marche et parole, 1 an ; propreté normale.

d) Le sujet est nourri au sein jusqu'à 10 mois. Développement également normal. A l'âge de 6 semaines, a eu une broncho-pneumonie, suivie de convulsions avec bras retournés, sans secousses, pâleur, strabisme à la fin. Il a eu des convulsions, une ou deux fois par mois, déclanchées par raison émotive. Une coqueluche à 2 ans et des convulsions plus fréquentes par la suite, jusqu'à 8 ans, se faisant de plus en plus rares à partir de 6 ans. Le père a eu de la syphilis à 28 ans ; il a été traité d'une façon intensive, puis s'est marié à 30 ans. Il ne s'est plus soigné jusqu'à sa mort qui est survenue d'une cirrhose du foie. Il était alcoolique. La mère n'a pas été traitée pendant ses grossesses. Les autres enfants n'ont subi aucun traitement. Seul le sujet a été traité depuis l'âge de 13 ans.

Scolarité: De 4 à 13 ans. Sait lire et écrire ; il a horreur de l'école. Age mental, 9 ans. Il est très fermé. Très gentil avec ses frères et sœurs, méchant avec les animaux.

Fugues et vols : a) Il y a cinq ans, il est allé fouiller dans l'armoire de sa mère. Quelques jours plus tard, il a été constaté qu'une bague manquait.

b) L'année dernière, il a pris 100 francs dans un coffret à la maison.

c) Dans un but de vengeance a pris récemment 20 francs à la bonne et est allé acheter un flacon de parfum pour l'offrir à sa mère.

Le vol de 100 francs (*b*) se complique d'une fugue. Il est allé au Havre où il a été gardé chez sa sœur. Il a continué à voler. Revenu chez sa mère, il a volé 76 fr. à la même bonne. Après, récemment, un réticule chez son professeur de piano. Ne veut jamais avouer qu'il a volé. Dit qu'il veut travailler la terre.

Malformations crâniennes, articulaires. Strabisme. Voûte palatine ogivale, puberté acquise. Réactions pupillaires normales. Réflexes tendineux faibles, infiltration de la peau.

Avis : Débilité intellectuelle, âge mental, 9 ans. Troubles du caractère ; inaffectivité, malignité, instabilité, paresse ; vols successifs, fugue. Incapacité de vivre sans surveillance, inintimidabilité. Antécédents de convulsions, stigmates de dégénérescence. Hérédo-syphilitique, traité depuis 2 ans, aucune amélioration. Menace de mort à sa mère.

Pronostic : Mauvais.

Mesures à prendre : Placement dans un asile. Continuer traitement spécifique.

Nous avons cru devoir présenter trois observations de fugueurs de 18 ans, espérant que l'intérêt particulier de ces cas spéciaux d'affaiblissement mental secondaire, compliquant la débilité congénitale des sujets, pourrait nous servir d'excuse.

OBSERVATION XXVI

Marcus, 18 ans.

Antécédents : Père 46 ans, livreur de glace ; buveur ; mère, morte jeune (?). Sa belle-mère, 50 ans, toujours ivre. Enfant unique, un frère mort tout jeune, il ne sait de quelle maladie.

A l'âge de 5 ans, il a fait une bronchite, est resté 18 mois au lit. Une semaine après sa bronchite, il a eu une hémorragie cérébrale (ponction lombaire). Il a eu 2-3 convulsions au cours de cette maladie. Il a perdu la connaissance ; se serait mordu la langue, n'aurait pas perdu ses urines.

Scolarité : Depuis l'âge de 10 ans seulement, jusqu'à 17 ans chez des Frères. Il y a appris le métier de coloriste. Lecture hésitante, inexpressive, compréhension nulle. Ecriture très lente, mauvaise, orthographe incohérente. Répond invariablement 20 aux différentes questions de la table de multiplication.

Travaille depuis un an dans des imprimeries comme manœuvre.

Fugues : La première. Après avoir touché sa paie de 100 francs, il n'est pas rentré chez lui parce que sa belle-mère le battait. Il est allé dans un café et y est resté une semaine. On l'a arrêté parce qu'il n'a pas payé la chambre au cafetier. Passe deux mois à la Roquette. Rentré ensuite chez ses parents, travaille dans une imprimerie ; il retient une chambre dans un hôtel. Il vivait dans la misère, ne se nourrissait pas. Une nuit, faute d'argent, est resté dehors et s'est fait arrêter de nouveau.

Deuxième fugue : Il est resté dehors 8 jours. Il a été à la Roquette 1 mois et demi.

Ses appréciations sur le temps semble être vague. Ne veut pas retourner à la Roquette. Il aimerait mieux rester au patronage où il fait 150-200 étiquettes par jour. Ici, il ne s'est jamais mis en colère. Chez lui, une fois, il lui est arrivé de casser une assiette; une autre fois, un verre. Il se battait avec sa belle-mère, la frappait, donnait des coups de pied. Il aimerait le plus sa tante et son oncle. Son attention est presque nulle. Répond d'une façon saccadée, sans modulation. La mémoire assez précise des faits passés semble en désaccord avec l'incohérence actuelle.

Il a tendance à la conservation des attitudes. Pupilles réagissent bien. Puberté acquise. Rien aux poumons.

Avis : Débilité mentale ; possibilité d'affaiblissement intellectuel surajouté. Suggestibilité, indifférence. Hémiparésie droite, Babinski positif. Dysarthrie, (aphasie antérieure). Motilité lente. Age mental, 9 ans, retard scolaire, 4 ans. Faire la ponction lombaire, W.

Pronostic : Mauvais.

Mesures à prendre : Internement.

OBSERVATION XXVII

F. Louis, 18 ans.

Antécédents : Parents (?), 3 autres frères de 14, 11 et 6 ans, tous bien portants. Il est né à terme. Première dent, 4 mois ; marche et propreté, 18 mois ; parole, 2 ans.

Maladies de l'enfance : La rougeole, coqueluche.

Scolarité : De 6 à 13 ans. Il a changé plusieurs fois d'école et redoublé des classes pour raison de santé ; il n'a pas son certificat d'études ; assez bonne écriture. Légers troubles de mémoire. De 13 à 15 ans, il est entré d'abord comme groom dans une Compagnie à Paris où il est resté environ 10 mois ; il rentrait tard quelquefois et ne suivait pas les cours du soir à l'école qu'on le croyait fréquenter. Il a été renvoyé de la Cie. Il entre alors dans un autre établissement parisien également comme groom où il reste à peine 3 mois. Il rapportait une partie de son argent à la maison. Il a fréquenté les femmes et appris la péderastie. Aurait quitté cet établissement lui-même. Il est resté jusqu'à 15 ans à la maison. A cet âge il fait une fugue avec une artiste de music-hall. Recherché sur la demande de sa famille, a été arrêté une quinzaine plus tard. Il y a 2 ans, n'osant plus rentrer à la maison, s'est jeté dans un canal d'où il a été retiré par le poste de secours. La nuit suivante, il s'est levé et est parti en chemise, en courant et a été retrouvé dans la matinée sur un tas de fumier. Il a été conduit à Ste-Anne, puis à Perray-Vaucluse. Il prenait de l'éther. Il rêve beaucoup la nuit : hallucinations auditives et visuelles. Dit qu'il entend des voix, qu'il sent parfois comme des influences s'exercer sur lui. Prise de la pensée et sentiments d'inhibition. Indifférence, rire.

Avis : Débilité intellectuele profonde, âge mental, 4 ans, affaiblissement intellectuel, automatisme mental, hallucinations auditives et visuelles. Indifférence, inactivité, prise de la pensée, sentiments d'inhibition, idées d'influence, troubles de la conduite, perversions, tendance aux fugues. Sourires immotivés, demi-torpeur. Démence précoce probable.

Pronostic : Mauvais.

Mesures à prendre : Internement ;placement dans un asile spécial consacré au traitement des maladies mentales.

OBSERVATION XXVIII

Lafond, 18 ans.

Antécédents : Père bien portant ; la tante atteinte de folie à la suite d'une fièvre typhoïde. Mère, mauvaise circulation du sang.

L'enfant, né à terme, accouchement long et difficile, en état de mort apparente, respiration artificielle. Nourri au sein pendant 18 mois. Il pleurait tout le temps.

Première dent à 11 mois ; marche à 17 mois ; parole à 2 ans et demi ; propreté, 2 ans.

Maladies : Hernie à sa naissance. Pleurésie, coqueluche à 5 ans ; lésions aux poumons à 7 ans. Vers 9 ans, les médecins auraient déclaré qu'il avait une méningite, mais cette crise serait vite passée. Il a été opéré de sa hernie à 16 ans.

Scolarité : De 3 à 14 ans. Il a été très bien noté jusqu'à 13 ans. Depuis ce temps il n'a plus rien fait. Très distrait, empêchait les autres de travailler.

Fugues : La première fois, il s'est sauvé de la pension où il était, pour retourner dans sa famille ; à ce moment, il avait 7 ans. Il a fait 7 kilom. à pied pour prendre le train.

La deuxième fugue eut lieu à 15 ans. Il travaillait dans un hôtel comme cuisinier. Il est parti à la suite d'un ennui avec le chef, en déclarant qu'il rentrait chez ses parents, mais il a pris le train et est parti pour Marseille. Il avait vendu quelques objets lui appartenant pour avoir de l'argent. Au bout de 8 jours, il s'est placé à Marseille. Il écrit à sa famille, qui lui a envoyé l'argent du retour et il est rentré.

Au point de vue somatique : Légère inégalité pupillaire, pupille droite plus petite. Réflexes pupillaires normaux.

Acuité visuelle normale.

Avis : Déficit depuis l'âge de 13 ans. Emotivité. Terrain de déséquilibre, autisme.

Caractère impulsif. Fugues raisonnées. D. P.

Pronostic : Médiocre.

Mesure à prendre : Traitement dans une maison spéciale.

QUATRIÈME PARTIE

Etiologie, Prophylaxie, Traitement, Résultats

CHAPITRE I

FACTEURS PATHOLOGIQUES ET SOCIAUX DES ÉTATS DÉGÉNÉRATIFS ET DE LA FUGUE

Les causes de la fugue sont multiples. Les principales sont celles qui sont reconnues les plus responsables entre toutes autres, comme pouvant occasionner la dégénérescence de l'individu et de sa génération. Les infections et les intoxications les plus fréquentes et les plus répandues, dont le rôle est un des plus incontestables dans la genèse des états dégénératifs, sont les maladies vénériennes, la tuberculose et l'alcoolisme. Ce sont ces agents toxi-infectieux, qui créent toutes les déchéances organiques, surtout les maladies du système cérébro-spinal et prédisposent l'individu à toutes sortes d'*aliénations mentales*.

En parlant de l'étiologie de la fugue, il fallait citer toutes les causes qui peuvent donner naissance à des états psychopathiques ; mais la principale, c'est donc ce trépied des maladies sociales, qu'il faut combattre pour sauver la vie et la santé de l'homme. Au cours de notre travail, nous avons passé en revue les différentes causes individuelles, familiales et sociales du fléchissement réactionnel de l'individu. Les plus redoutables sont celles qui agissent directement sur la vitalité du germe, en produisant l'insuffisance ou les arrêts et les retards du développement.

Beaucoup d'anomalies psychiques (neuro-psychopathies), physiologiques (sensorielles et glandulaires), organiques (débilité, infirmités), sont les stigmates d'un mouvement retro-actif, la dégénérescence.

Parmi les anomalies physiques et psychiques, nous avons noté plusieurs tares et des états déficitaires intellectuels et affectifs. Nous avons vu comment leur insuffisance élimine ces malades des rangs sociaux, les détache de leur famille et les pousse vers les marges, vers la campagne, vers la nature. Les petits dégénérés appartiennent à cette longue lignée d'une génération qui née pour bénéficier des bienfaits d'une vie, se plient immédiatement et descendent la pente au lieu de la monter.

Les petits amoindris sont les victimes de l'ignorance et de bon nombre d'omissions et de négligence de leurs parents. Dans la reproduction de ces débiles, malheureusement la Société n'en est pas moins indifférente et moins responsable. Une mobilisation d'effort collectif, qu'elle est seule capable de produire contre les ravages du mal, permettrait de sauver, dans une ample mesure, tant de vies naissantes.

Les troubles qui agitent la Société, les grandes émotions, les événements qui traversent ses couches, la misère, les surménages, n'en sont pas moins comme causes prédisposantes aux troubles mentaux et somatiques les plus divers.

La pathogénie de la fugue connaîtra donc deux causes principales : 1° *Les causes déterminantes*, dans lesquelles les conditions constitutionnelles d'anormalité sont prépondérantes ; 2° *Les causes favorisantes*, dans lesquelles les conditions sociales jouent le plus grand rôle.

Les anomalies mentales, l'émotivité, l'instabilité, les perversions rentrent dans le premier groupe. Les cas du 2° groupe sont favorisés par le *contact social ;* le milieu familial, mauvaise éducation, les inter-réactions psychologiques fâcheuses, la misère.

PROPHYLAXIE GENERALE ET SPECIALE MOYENS SOCIAUX DE LUTTE CONTRE LA DEGENERESCENCE DE LA RACE

Parmi les moyens qui servirent d'instrument contre les fléaux sociaux, n'ont une réelle valeur que ceux que la Société seule peut organiser dans une grande étendue et en attendre l'efficacité. Ces moyens de traitement et de prévention attaqueront d'abord les causes de la dégénérescence ; cette tâche incombe *aux services de la prophylaxie sociale* (prophylaxie générale).

Au point de vue qui nous intéresse ici, cette tâche sera facilitée par des organismes créés spécialement en vue de traiter les maladies et les anomalies mentales dont la fugue n'est qu'une des multiples maifestations. Cela sera l'œuvre d'une autre organisation, *des services de prophylaxie spéciale* (prophylaxie mentale).

Le malade et la Société sont en rapport serré et des plus intimes. Le malade, *organe souffrant*, infectera, tôt ou tard, le milieu où il vit. Etant donné cet engrenage de *l'Unité* et de la *Société*, les maladies de l'individu intéresseront la Société dont la santé constituera un des gages les plus sûrs pour la santé de l'homme ; car, entre l'homme et la Société, comme entre les différents organes d'un corps, ce sont les mêmes lois de synergie bien connues.

On ne peut agir sur la Société qu'en agissant sur l'individu. Dans ce but, on peut donc agir par :

1°) L'instruction, l'éducation morale, sexuelle et sociale (familles et écoles).

2°) La vulgarisation des moyens préventifs contre les maladies sociales.

3°) L'amélioration de l'état et du niveau social de la masse (employés, ouvriers, etc).

4°) L'inspiration du goût de l'intérieur et du devoir. Le rôle de la femme dans les maladies sociales est très compréhensible. En plus des moyens d'éducation, communs avec l'homme, elle sera renseignée largement sur les maladies, l'hygiène de la grossesse et de la puériculture.

Les hôpitaux, les dispensaires, les maternités, les services de prophylaxie vont fonctionner *comme des organisations de traitement, de prophylaxie et de propagande contre toutes les maladies.*

Il sera surtout dans les ressorts des pouvoirs publics

de limiter les méfaits de *l'alcoolisme. L'alcool*, « poison de l'Etat », *poison social*, poison inhibiteur des centres supérieurs, poison excitant de la moelle, est cause de beaucoup d'impulsions et de folies ; de plus, il est le *compère du tréponème*.

PROPHYLAXIE MENTALE PROPREMENT DITE L'ENFANCE ANORMALE

La prophylaxie mentale réagira contre les maladies qui peuvent être cause plus spécialement des troubles mentaux et les individus qui en souffrent déjà. Le but de cette prophylaxie, c'est prévenir toutes les arriérations, c'est-à-dire de ne plus en produire. Dans cette fin, ses services dépistent, diagnostiquent, traitent d'abord les générateurs, surtout si la malade est enceinte.

A côté de ces services de prophylaxie pour adultes, il y en a un autre qui s'occupe particulièrement des malades mineurs ou adoliescents, qui sont atteints aussi des maladies et des tares hérédo-congénitales. La situation qui résulte de leur infériorité, surtout quand ils n'ont pas de famille, rend nécessaires un secours médical, des soins spéciaux et une surveillance dans la vie.

Nous avons rappelé à plusieurs reprises les torts auxquels sont sujets surtout les enfants qui sont peu doués. Notre étude a démontré, nous l'espérons, d'une façon suffisante, les causes qui séparent ces enfants de leur famille, en les exposant à toute une série de délits et à un traitement correctionnel, souvent immérité et inefficace qui en est la suite. La protection et le relèvement de ces épaves étaient donc nécessaires. Cette population naissante, d'un bourgeonnement entravé et inégal, puisque touchée dans son développement, constitue le groupe de *l'enfance anormale* dans tous ses degrés.

Ces anormaux sont répandus partout. Leur présence dans les classes des normaux a causé autrefois, et peut être n'en cause pas moins aujourd'hui, de graves inconvénients au point de vue de leur éducation propre, qui devrait connaître toute autre méthode que celle des normaux, soit parce qu'ils ont été cause de retard des élèves doués, avec leur incompréhension et leur turbulence ou indiscipline.

Cet état de choses, observé depuis longtemps, a attiré l'attention des éducateurs et des médecins. Des pédagogues, des psychiâtres, ont abordé la question avec l'attention que mérite l'importance du sujet. Il en est résulté d'abord une littérature immense médico-pédagogique et ensuite surtout des institutions spéciales pour les anormaux et surveillance et examen médical de la population des écoles.

L'examen des écoliers, au point de vue somatique, sensoriel et particulièrement mental, devenait ainsi indispensable et aussi des plus utiles pour l'avenir des enfants.

Il nous suffira de dire, à titre d'exemple, que les 30 % des oreilles et les 20 % des yeux sont reconnus défectueux parmi les élèves (Foucault) ; les 5 % des écoliers sont des anormaux qui ne peuvent pas suivre les classes normales (Régis) et encore aujourd'hui, les 10 % sont des débiles intellectuels ou instables et pervers (G. Heuyer).

Les préjudices que cette situation porte à l'enfant et à ses camarades, aux parents et à l'éducateur, sont naturellement très grands.

Ces enfants, écoliers ou non, déficitaires physiques, sensoriels ou psychiques, abandonnés, contaminés, empruntent tous les chemins, s'engagent dans toutes les voies ayant comme guide leur suggestibilité, leur penchant pour l'imitation et souvent leur instabilité et leur tendance instinctive pour les perversions.

La *Fondation*, qui est chargée de la protection de l'enfance anormale ou souffrante et des soins que nécessite sa santé morale et physique, c'est *Annexe de neuro-psychiâtrie du patronage de l'enfance et de l'adolescence* (1).

Ce n'est pas à nous de faire l'éloge de la portée médico-sociale et humanitaire de cette œuvre. Cet éloge a été fait naturellement plusieurs fois depuis sa fondation en 1890, par M. H. Rollet, mais surtout d'une façon brillante à l'occasion de l'inauguration du cours du Docteur G. Heuyer, de neuro-psychiâtrie infantile, comme Annexe à la Clinique des Maladies Mentales et de l'Encéphale de la Faculté de M. le professeur H. Claude.

(1) 379, rue de Vaugirard, Paris (XVe).

CHAPITRE II.

L'ANNEXE DE NEURO-PSYCHIATRIE INFANTILE TRAITEMENT ET MESURES MEDICO-SOCIALES

L'annexe du patronage s'occupe des anormaux de toutes catégories. Elle est munie des moyens nécessaires, de diagnostic et de traitement. Elle sert de centre de rééducation, d'apprentissage, de placement, de surveillance et d'orientation pour les, petits anormaux qui s'adressent à elle.

Nous tâcherons de présenter, en quelques traits, comment on peut réaliser la prophylaxie mentale et sociale et être utile aux enfants anormaux en améliorant leur santé, en agissant sur l'anomalie de leur caractère, en leur assurant du travail.

La prophylaxie et l'hygiène des anormaux ne peuvent donner de bons résultats que si elle sont mises sous la direction des médecins spécialistes.

Le Patronage fonctionne comme un dispensaire de prophylaxie mentale infantile. A côté de ses moyens de traitement, de son atelier, de sa classe, il doit avoir surtout les *instruments* complets d'une investigation minutieuse, psychologique, physiologique et pathologique, en un mot, un laboratoire « *médico-pédagogique* » (GALL) ou *médico-social*, cours de perfectionnement, école de réforme, maison d'apprentissage, comme les demandait le Docteur G. Heuyer dans sa leçon inaugurale.

L'annexe de neuro-psychiâtrie tiendra compte de trois catégories d'anormaux.

Dans certains cas de fugues périodiques, avec un déséquilibre neuro-végétatif, on peut essayer agir directement sur le système vago-sympathique, pour établir l'équilibre troublé, par des agents pharmaco-dynamiques. Chez certains de nos fugueurs, nous avons relevé une légère vagotonie.

Il faut intervenir chez les anormaux le plus vite possible avant la puberté si on veut agir favorablement (G Heuyer).

Une grande partie d'anormaux et fugueurs, instables, se retireraient de *la circulation* si, au lieu d'user contre ces *coupables* des mesures répressives ou correctionnelles on avait recours aux moyens que pourrait nous inspirer l'étude des phénomènes physio-psychologiques, les seuls qui puissent créer une prise utile sur la nature de l'enfant. Toute autre mesure ne sert qu'à approfondir les difficultés de rééducation et de redressement ultérieure. Il ne faut connaître aucune responsabilité à ces anormaux qui, n'ayant eu aucune intention délictuelle, ne peuvent donc pas être considérés coupables et punis en conséquence.

En dehors des examens médico-pédagogiques réitérés des malades en observation, et des expertises médico-légales qui lui peuvent être demandées par le Tribunal des Enfants au sujet de quelques-uns de ses pensionnaires délinquants, l'Annexe du Patronage doit s'occuper de leur placement, des travaux d'apprentissage, etc.

Les moyens sociaux utilisés pour arriver à augmenter le rendement social des anormaux marchent de pair avec le traitement médical ; ce sont, selon le cas, l'instruction, travaux manuels, placement à la campagne ou dans des établissements spéciaux.

Le Patronage assiste et dirige ses pupilles. Il les suit à l'école, à l'atelier, à la campagne. Ses pupilles s'adressent à lui dès qu'ils sont dans la nécessité où dès qu'ils ont n'importe quelle difficulté.

Au cours du fonctionnement de la première année de la Clinique Annexe, 665 enfants sont passés par le service. Sur ce chiffre :

36 ont été internés.

277 ont reçu des soins purement médicaux.

332 ont été placés par les soins du Patronage.

20 sont en observation (Sept. 1925).

Dans la deuxième année, au mois de décembre 1926, le bilan est le suivant : sur l'ensemble approximatif de 1.060 enfants,

118 ont été internés.

73 confiés à une maison de réforme.

39 jeunes filles, placées dans un patronage.

489 ont subi un traitement médical.

338 placés par le Patronage.

3 sont en observation.

Ci-desous, dans un tableau synoptique nous résumons les moyens d'action sociale de l'Annexe de Neuro-psychiatrie.

		LES MESURES A PRENDRE			LES MESURES A RENDRE
Anormaux	**1° Amoraux non arriérés instables ou pervers**				Surveillance ; éducation dans une école autonome de perfectionnement. Colonies agricoles.
	2° Mentaux arriérés	**a)** Débiles instables ou non	1) Légers 2) profonds		Classes de perfectionnement. Assistance familiale ; Aide et secours moral ; placement des jeunes filles dans les familles. Enseignement professionnel, métiers spécialisés ; école de plein air pour les faibles ; séparation de leur milieu.
		b) Imbéciles	1) légers	perfectibles ou éducables	*a*) Ecole spéciale : instruction élémentaire, enseignement individuel, éducation morale et physique. *b*) Ecole-atelier, école d'apprentissage ; éducation, enseignement, orientation professionnelle (fer, bois) ; travaux ménagers pour des jeunes filles.
			2) profonds	demi-perfectibles ou demi-adaptables	Colonies agricoles, Ecole ou Maison de réforme, « Ecole hôpitaux » (Régis).
		c) Idiots	Imperfectibles ou incurables		Colonies ou Asile-Hospices.

CHAPITRE III

LES MAISONS DE REFORME

Les écoles de réforme ou les maisons de préservation, les institutions charitables ou les colonies pénitentiaires connaissent toute une foule de pensionnaires de différentes catégories. La promiscuité, le mélange de tous ces anormaux, pervers, débiles, amoraux, instables, ne peut avoir qu'une influence fâcheuse sur leur débilité et leur caractère. De cette « préservation » d'une part, le malade perd un temps précieux et élargit son répertoire de vice et de malignité, d'autre part. Il est évident que la Société en est lésée la première. Il ne suffit donc pas de les retirer momentanément de la circulation. Il faut les améliorer, parce qu'une prévention bien administrée ne doit être qu'*individuelle et sociale.* Dans ces maisons de correction, les résultats médiocres (Raynier et Vian) ne doivent pas nous étonner. Les procédés du Patronage de l'Enfance sont, naturellement, bien supérieurs à ceux de tous les établissements pour les anormaux délinquants mineurs. L'annexe du patronage classe ses anormaux, les surveille de près et les suit après leur sortie ; elle ne les « déverse » pas dans les rues ; elle leur donne son aide et leur assure toujours un travail.

L'an dernier, M. Yan déclarait, au sujet des vagabonds : « Il n'y a pas ici que de jeunes chenapans. Il y a de pauvres gosses que la misère, l'absence de foyer ont jetés au ruisseau. Nous ne devrions pas être des gardes-chiourme, mais des éducateurs. » L'Œuvre de l'annexe est appelée à remplir pleinement cette mission éducative et sociale.

LA DISCUSSION DES RESULTATS OBTENUS FUGUES, DELITS, CRIMES ET DEGENERESCENCE

Le Docteur Heuyer, dans sa leçon inaugurale, fixait ainsi la portée sociale de la Fondation : « L'inspection médicale des écoles ne doit pas se borner à faire la chasse aux poux, à éviter les maladies contagieuses, à dépister les premières manifestations de la tuberculose sous la forme d'adénopathie trachéabronchique, mais elle doit surveiller le développement intellectuel et moral de l'enfant, car c'est l'intelligence et le caractère de l'enfant qui conditionnent surtout son rendement social. »

« ...Notre consultation s'efforce d'être non seulement un centre de diagnostic et de traitement, mais encore un centre de prophylaxie mentale, de sélection sociale. »

« Il ne suffit pas d'avoir classé les enfants qui passent entre nos mains, en débiles, pervers ou instables, d'avoir fixé leur niveau mental, d'avoir précisé les qualités intellectuelles, d'avoir approfondi leurs tares morales, d'avoir décelé leurs tares pathologiques, d'avoir étudié leur hérédité, d'avoir affirmé l'étiologie infectieuse ou toxique ou leur hérédité seulement névropathique, d'avoir, en fonction de ces éléments, établi un pronos tic et prescrit une thérapeutique que l'on espère efficace. Le principal reste à faire : il faut fixer l'avenir social de l'enfant, il faut l'orienter vers une profession déter minée, il faut décider de son avenir. » (1).

Docteur J. Bornet, le président de la Société Lyonnaise pour le souvetage de l'Enfance, dans un article sur la rééducation des mineures vagabondes, ainsi conclue : « Ceux qui appliquent à cette tâche ingrate leurs efforts attentifs et désintéressés se demandent constamment si, dans les conditions qui leur sont faites, ils n'accomplissent pas une œuvre stérile et si la médiocrité des résultats paie l'immensité des efforts. Le législateur, en leur confiant pour les « élever » ainsi qu'il dit, ne leur en a pas donné les moyens : Car dire que le vagabondage est un délit et que les juges peuvent confier les vagabondes à des établissements charitables ce n'est que résoudre la première et la plus facile partie d'un problème compliqué. La seconde, la plus difficile, certes, qui est celle de leur rééducation, ne commence qu'au lendemain du jugement, et c'est ce lendemain qui n'est pas organisé... Faire une bonne loi est bien, et celle du 24 mars 1921 est bonne (2). Organiser son

(1) Leçon inaugurale de l'annexe de Neuro-psychiâtrie infantile, 12 janvier 1926.

(2) Loi du 24 mars 1921 concernant le vagabondage des mineurs de dix-huit ans.

Art. 1er. — L'article 270 du code pénal est complété par la disposition suivante :

Sont considérés comme vagabonds les mineurs de dix-huit ans qui, ayant, sans cause légitime, quitté soit le domicile de leurs parents ou

application en serait la suite logique : mais cette organisation n'est pas faite. » (1).

Aux confins de notre thèse, nous nous demandons si vraiment nous pouvons être utile aux anormaux. Nous croyons très intéressant d'élucider ce point, d'autant plus que nous nous sommes proposés cette étude dans l'espoir d'en retirer des conclusions pratiques et d'utiles suggestions.

Certains auteurs se portent à croire qu'on n'influe pas efficacement sur l'amoralité ou la perversion des anormaux.

Sur ce sujet, nous ne pouvons mieux faire que de citer quelques opinions pour et contre.

Docteur J. Bornet, après avoir rapporté la réponse

tuteurs, soit les lieux où ils étaient placés par ceux à l'autorité desquels ils étaient soumis ou confiés, ont été trouvés soit errant, soit logeant en garni et n'exerçant régulièrement aucune profession, soit tirant leurs ressources de la débauche ou de métiers prohibés.

Art. 2. — Le deuxième alinéa de l'article 271 du code pénal est remplacé par les dispositions suivantes :

Les vagabonds mineurs de dix-huit ans seront poursuivis et jugés dans les conditions prévues par la loi du 22 Juillet 1912. Les vagabonds âgés de plus de treize ans et de moins de seize, ne pourront être condamnés à la peine d'emprisonnement ; mais après avoir été déclarés, par jugement, coupables de vagabondage, ils seront selon les circonstances, soit remis à leurs parents, soit confiés à une institution charitable ou à un particulier, soit envoyés dans une école de réforme et de préservation ou dans une colonie pénitentiaire ou correctionnelle pour y être élevés et retenus jusqu'à l'âge de 21 ans, à moins que, avant cet âge, ils n'aient été admis à contracter un engagement régulier dans les armées de terre ou de mer.

Dans le cas où le Tribunal aura ordonné que le mineur sera remis à ses parents, à une personne ou à une institution charitable, il pourra décider, en outre, que ce mineur sera placé, jusqu'à l'âge de 21 ans au plus, sous le régime de la liberté surveillée, conformément aux dispositions des articles 20 à 24 de la loi du 22 juillet 1912.

(1) *Avenir médical*, avril 1926.

d'un « homme expérimenté », qui a dit des vagabondes mineures : « Je crois aux efforts pour les relever, je ne crois pas aux résultats », continue, « et de leur côté, ceux qui font des efforts ne cessent de raconter leurs déboires et leurs découragements. Si cette sentance est vraie, l'expérience aurait depuis longtemps arrêté toute tentative de réforme : Mais quelque vérité qu'elle contienne, elle n'est heureusement définitive et tous les établissements sérieux peuvent dire les transformations morales dont ils ont été la cause ou les témoins. »

P. Boncour dit que « les dépenses faites pour les anormaux ne sont rien, car c'est de l'argent bien placé » (1), et G. Heuyer ajoute que « toute dépense faite dans ce but est récupérée au centuple par la nation ».

D'une part, nous connaissons les causes prédisposantes de la plupart des délits et des anormalités, d'autre part, nous connaissons les maladies les plus responsables de ces états qui pourront être amendées par un traitement approprié. Or, l'infection qui tarissait le corps de l'enfant une fois jugulée, celui-ci soustrait du milieu familial et des mauvaises conditions où il était plongé, instruit ou habitué à des travaux, exercé physiquement et moralement, nous nous demandons aussi pourquoi la conduite de l'anormal restera indifférente, réfractaire, toujours la même.

Sur ce sujet, l'expérience et les statistiques donnent tort aux pessimistes. En effet, il a été constaté que *rien que par l'orientation professionnelle*, les 75 % des anor-

(1) In thèse Heuyer, cité.

maux sont devenus *utilisables* (Mmes Fuster et Gizyski, Decroly) (1). D'après G. Heuyer, les 75 % des arriérés sont des hérédo-syphilitiques de première et de deuxième génération (2). L'expérience montre qu'on peut agir sur leur débilité en traitant leur maladie. Docteur Roubinowitch évalue à 40.000 en France le nombre des anormaux éducables (2). Ecoutons ce que dit P. Boncour pour l'écolier anormal : « Une fois le traitement médico-pédagogique appliqué, l'écolier anormal redevient apte à bénéficier de l'éducation normale » (4).

Docteur Heuyer cite en témoignage « la réponse d'un homme d'Etat suédois à qui l'on demandait pourquoi son pays dépensait tant d'argent pour la protection de l'enfance : « C'est, répondit-il, parce que nous ne sommes pas assez riches pour nous payer le luxe de l'entretien des criminels. »

Nous nous rangerons un instant parmi les pessimistes et supposerons que tout effort de relèvement, de réadaptation n'est pas couronné de succès et que tout essai est peine perdue... Que va-t-on décider alors de leur sort, que voudra-t-on faire de ces anormaux « inamendables », « inéducables » ? En tous cas, nos mesures d'amendement et d'intimidation ne sont-elles pas celles que l'on connaît depuis toujours ? Eh bien, nous croyons que ces mesures coûtent à la Société au moins autant d'argent, en plus la perte qui résulte de la séquestration

(1) Binet et Simon, in *Les enfants anormaux.*

(2) In *Leçon inaugurale.*

(3) Cité par Heuyer.

(4) In *Les anomalies mentales*

de ces individus, tandis qu'on pouvait les améliorer, les rendre utiles et meilleurs.

L'enfant n'est pas une quantité limitée, pondérable, mais surtout une *qualité* dont l'appréciation est délicate, et encore davantage dans les états d'anormalité, et qui peut nous causer de bonnes surprises.

Mais l'enfance anormale, surtout fugueuse ou vagabonde, a essuyé d'autres *accusations*. Parmi celles-ci, nous rapporterons ces trois, presque identiques, citées par Pagnier dans sa thèse : « Tous les crimes commencent par le vagabondage de l'enfant. » (Victor Hugo).

« Les criminels se recrutent parmi les vagabonds aliénés migrateurs. » (Foville).

« C'est parmi les vagabonds que se recrute l'armée du crime, mais il y a nécessité de séparer le vice de la misère, de ne pas confondre le malheureux et le coupable. » (Garrant) (1).

Y a-t-il vraiment un rapport entre la fugue, le vagabondage et la criminalité, comme le disent presque tous les auteurs ? Nous le croyons possible, même probable.

Tel n'est pas l'avis de Binet et Simon. Nous jugeons utile de transcrire leur plaidoirie : « Ceux qui croient que les anormaux sont destinés à devenir des fous, sont autant dans la fantaisie que ceux qui prétendent que les anormaux deviennent des délinquants. La vérité est qu'on l'ignore complètement... On pourrait encore se demander si le pourcentage des enfants criminels est plus grand chez les anormaux que chez les normaux.

(1) *Du vagabondage et des vagabonds*, thèse de Lyon, 1906.

Il faut être totalement dépourvu d'esprit critique pour donner raison au Docteur Restin, qui dit que « il n'y a pas de champ d'économie politique qui ne puisse être cultivé avec plus d'avantages pour la diminution du crime, du pauperisme et de la folie, que celui des enfants idiots, arriérés, atteints d'imbécillité morale. » Pas plus qu'on ne peut approuver le Docteur Kussella d'avoir écrit que « ce que la société économise sur la première éducation de ces enfants abandonnés est, plus tard, dépensé dix fois en frais de police, de justice, de prison » (1).

Cette savante discussion nous donne un soulagement moral ; elle modère les calomnies faites à l'enfance anormale étant cause de tous malheurs ; elle encourage dans leur tâche tant de maîtres psychiâtres, de psychopédiâtres, dont les œuvres ont servi de meilleurs conseillers à notre contribution à l'enfance fugueuse.

Mais, si l'anormal ne devient pas forcément délinquant, le normal le devient-il plus souvent ? Si les criminels ont commencé tout d'abord par être des fugueurs, des buveurs, des vagabonds oisifs, cela ne prouve-t-il pas déjà quelque chose ?

Le nombre des dégénérés se limite-t-il vraiment dans le nombre des anormaux connus, enfants ou adultes, fugueurs, vagabonds ou criminels ?

La dégénérescence ne fait-elle pas son apparition dans la crime du « normal » comme elle en a fait par la fugue chez l'enfant ?

(1) Ouvrage cité.

Tout homme ne peut-il pas devenir accidentellement criminel ? Et enfin, le crime doit-il nous servir de critère d'une maladie ou de la dégénérescence ?

Malgré leur intérêt nous allons finir avec ces controverses. L'intérêt de la psycho-pédiatrie est encore plus grand, sa portée morale et sociale des plus immenses et humanitaires. On peut voir un des témoignages de cette assertion, et d'une façon convaincante, dans la bravoure des pupilles pendant la dernière lutte de leur Patrie, aussi brillamment conduite que leur lutte journalière.

Pour nous autres, appelés à devenir des praticiens, la question change de physionomie ; nous ne demandons qu'une chose : *agir contre le mal.*

Loin donc des dissertations, l'art de guérir secourt ceux qui s'y adressent étant souffrants. Heureux sera le médecin, qui, pénétré lui-même par la douleur qui torture l'âme innocente de l'enfant ou le cœur ensanglanté d'un criminel, dans un moment de recueillement pourra dire :

« Mon secours l'a calmé, j'ai fait mon devoir ».

CONCLUSIONS

1°) — La fugue est fréquente chez les enfants. Elle est dûe à une *insuffisance* ou à *un affaiblissement du pouvoir réactionnel de l'individu.*

La fugue est une réaction de qualité inférieure. Comme toute réaction, elle est un procédé propre de défense, une réaction *sui generis.*

La fugue est déterminée par des causes constitutionnelles et sociales.

Chez les individus qui font des fugues, on relève parfois des stigmates appréciables et des tares physio-psychologiques, comme la débilité, l'instabilité, les perversons, etc. Toutes ces défectuosités morales et corporelles sont celles qu'on a signalées dans la dégénérescence. Le fléchissement de la psycho-réflectivité de l'individu dans ces cas, ne peut avoir d'autre élément responsable qu'un état dégénératif.

2°) Au point de vue de la psycho-pathologie générale, la fugue semble être un des moyens de réalisation que le malade a à disposition. Elle a la valeur d'une réaction dirigée au dehors, c'est-à-dire se manifestant par une activité plus ou moins cordonnée.

La situation créée par la fugue est comparable à certains états pathologiques caractérisés par une conscience lucide et active comme ceux que présentent des schizoïdes ou des autistes, qui paraissent n'avoir fait leur fugue que vers l'intérieur, vers leur conscient ou subconscient. Dans la fugue, nous ne verrons donc qu'une réaction de défense qui crée un abri pour le fugueur, tout à fait superposable à l'isolement résultant de l'aptitude de se retirer dans des états psychopathiques divers pour réaliser ainsi une fugue intérieure, une fugue *amputée,* comme cela se voit chez les schizomanes ou les hystériques, par exemple.

Ces deux catégories de malades, tout en ayant des aspects opposés, les uns *mobiles,* les autres *immobiles,* à cause de leur champ d'action différent, ont le même souci intime *d'isolement* et de *disparition.*

Nous admettons donc, *à côté des troubles de l'activité à manifestations extérieures,* des troubles de l'activité qui trouveront leur écho dans la vie intérieure, c'est-à-dire, *des troubles de l'activité à manifestations intérieures ou psychiques.*

Dans ces deux sortes d'activité, nous allons reconnaître la même et l'unique responsabilité, savoir : *la défaillance ou l'insuffisance réactionnelle plus ou moins intense de l'individu.*

Ces deux catégories d'activité ne diffèrent que par leur *déviation* ou leur *orientation.*

3°) — Pour tout ce qui a trait à la fugue proprement dite, observée chez les jeunes sujets atteints d'une affection héréditaire ou acquise ou d'une anomalie du caractère, en vue du traitement, on a recours aux mesures médico-pédagogiques ou prophylactiques.

A Paris, ces mesures sont appliquées sous la direction de M. le Docteur G. Heuyer, par l'Annexe de Neuro-psychiâtrie Infantile de la Clinique des Maladies mentales et de l'Encéphale de la Faculté, de M. le professeur H. Claude. Elles consistent d'abord dans le traitement des affections causales, ensuite dans les mesures sociales de relèvement et d'amélioration morale, réalisées par la rééducation, l'enseignement professionnel, les placements familiaux et ruraux, et en procurant du travail.

Les résultats obtenus ont été très satisfaisants.

BIBLIOGRAPHIE

ABRAMSON (Mlle). — *Quelques pratiques de rééducation des anormaux à l'âge scolaire.* (Annales Médico-psychologiques) (A. M. P.), 1923.

BALLET. — *Traité de Pathologie mentale.*

BARAT (L.). — *Une fugue confusionnelle en temps de guerre.* (Journal de psychologie, 1914, Nov.-Déc.).

BELLETRUD et FROISSART. — *Fugue chez un enfant.* (Revue de psych., Déc. 1910).

— *Instabilité constitutionnelle.* (Arch. de Neurologie, 1912).

BÉNON et FROISSART. — *Vagadondage et simulation.* (Ann. d'Hygiène publique, 1909, mars).

— *Fugues en pathologie mentale.* (J. de psych. norm. et path., 1909),

— *Les fugues de l'enfance, infuence des milieux scolaires et familiaux.* (Ann. d'hygiène publique et de méd. lég., 1910).

— *Fugues infantiles.* (Ann. d'hygiène, mars 1910).

— *L'automatisme ambulatoire.* (Gazette des Hôp., juillet 1909).

— *Les fugues chez les enfants, influence du milieu familial.* (Bulletin de la Société méd. lég., 1909).

— *Fugues diverses chez un obsédé ocoolisé.* (J. de psychologie normale et path.,1909, mai-juin).

— *Fugues et vagabondage.* (A. M .P. ,1908).

— *Conditions sociales et individuelles de l'état de fugue.* (A. M. P., 1909).

— *Diagnostic et Limitation de l'état de fugue.* (Congrès de Nantes, 1909).

Bénon. — *Démence précoce et vagabondage.* (Ann. d'Hyg. publ. méd. lég., 1922).

Binet (A.). — *Les idées modernes sur les enfants.*

Binet et Simon. — *Les enfants anormaux.*

Blondel. — *La psychanalyse*, 1924.

Boncour (P.). — *La puberté chez les anormaux.* (xxive Congrès des Alién. et Neur. de France et des pays de l. française, 1920, Strasbourg).

Bopp (L.). — H.-F. Amiel, *Essai sur sa pensée et sur son caractère.*

Borel (A.) et Robin (G.). — *Les rêveurs éveillés*, 1925.

Bornet (J.). — *La rééducation des mineures vagabondes.* (L'Avenir Médical, avril 1926).

Bovet (P). — *Enfants vagabonds et conflits mentaux.* (Journal de pschy. norm. et path. 1924).

— *Les enfants vagabonds.* (Journal de psychologie, 1924, janvier).

Charcot. — *Automatisme ambulatoire.* (Leçon de mardi, 1887-1889).

CHARPENTIER (R.). — *Désertion paradoxale ; Fugue récidivante chez un mélancolique intermittent.* (A. M. P., 1918).

— *Désertion paradoxale ; fugue délirante récidivante.* (A. M. P., 1919, février).

— *De l'instabilité constitutionnelle dans les fugues délirantes.* (A. M. P., 1919, janvier).

CLAUDE (H.) et BEAUDOUIN. — *Sur une forme de délire ambulatoire ; Encéphale.* (1907).

— FRIBOURG, BLANC et CEILLIER. — *Syndrome obsessionnel polymorphe avec complexe d'Œdipe et troubles de l'équilibre vago-sympathique.*

— *Fugues psychasthéniques.* (Journal des praticiens, 1923, février).

— TINEL et SAUTÉNOISE. — *Recherches sur l'état de système neuro-végétatif chez les épileptiques.* (A. M. P., 1923).

— *La psychanalyse dans la thérapeutique des obsessions et des impulsions.* (Paris Médical, 1923).

— SANTÉNOISE (D.), VIDACOVITCH (M.). — *Obsession-impulsion et déséquilibre neuro-végétatif, applications thérapeutiques.*

— et BOREL (A.). — *Une curieuse discordante, évolution d'un état schizoïde constitutionnel vers le type hébéphrénique.* (A. M. P., 1923).

— TINEL et SANTÉNOISE. — *Influence de quelques agents pharmaco-dynamiques sur le réflexe oculo-cardiaque et solaire.* (Compte-rendu Société de Biol. 1922).

— Santénoise et Targovola. — *Fugues et perversions instinctives à manifestations périodiques.* (Bulletin de la Société Clinique de Méd. ment., 1923, juill).

— et Robin (G.). — *Les haines familiales morbides.* (Presse méd., 1926,mai 15.

— *Système nerveux*, T. I. et T. II.

— et Robin (G.). — *Syndrome mentale postencephalitique de l'enfant et la notion de la dégénérescence mentale.* (A. M. P., 1924).

— Santénoise et Tinel. — *Essai de traitement biologique des crises anxieuses, maniaques ou confusionnelles de la psychose périodique.* (Progrès médical, 1925, mai 30.

— Robin et Sénac. — *Syndrome hébéphréno-catatonique d'origine encéphalitique.* (Bulletin Société de psychiatrie de Paris, 1925).

— Borel et Robin. — *Démence précoce, Schizomanie et Schizophrénie*, *Encéphale*, 1924.

— Borel, Robin. — *La constitution schizoïde*, *Encephale*, avril 1924.

Collin (A.). — *L'enfance du débile intellectuel.* (A. M. P., 1919).

— et Rollet (H.). — *Traité de méd. légale infantile.*

Commonwealth. *Fund program fort the prevention of delenquency, progress report.* (October 1926, New-York).

Cottu. — *Contribution à l'étude des fugues.* (Thèse de Paris, 1907).

Courbon (P.). — *De l'influence de la guerre sur la délin-*

quance juvénile en Alsace-Lorraine, Encéphale. avril 1921).

CRUCHET. — *Les fugues, en particulier chez l'enfant.* (XIXe Congrès des Alién., et Neuv. de France).

CULLERRE. — *Les enfants nerveux, éducation et prophylaxie.* (Analyse, par Victor Parant père, A. M. P., 1914-15).

— *Analogie entre le rêve et les symptômes mentaux.* (A. M. P., 1914-15).

DAUDET (L.), — *Le rêve éveillé.* (1926).

DELVOLVÉ (J.). — *Analyse de « Séméiologie psychologique de l'affectivité et particulièrement de l'offectivité enfantine »* de DECROLY et VERMEYLEN, (journal de psychologie norm. et path. 1924).

DEMAY (G.). — *Des psychoses familiales.* (Thèse de Paris, 1912-13).

DEMOLE (V.). — *Hérédité dans les maladies mentales.* (A. M. P., 1914).

DUCOSTÉ. — *A propos de l'épilepsie consciente et mnésique.* (A. M. P., 1920).

— *Les fugues dans la démence précoce, Encéphale.* (1906).

— *Les fugues dans les psychoses et les démences.* (Arch. de Neuv., 1907).

DUPOUY (R.) et SCHIFF (P.). — *Sur l'étiologie et les caractères cliniques de certaines fugues. Automatisme ambulatoire et ambulomanie constitutionnelle.* (A. M. P., 1923, nov.).

DUPRÉ (E.). — *Mythomanie infantile : un cas de fugue sui-*

vie de fabulation, fugue avec déclaration mensongère. (Encéphale 1909).

Féré. — *Pathologie de l'émotion.*

Foucault. — *Les acuités sensorielles et les enfants arriérés ou retardés* (Journal de psych. norm. et path. 1924).

Foville. — *Des aliénés voyageurs ou migrateurs.* (A. M. P., 1875).

Frantz et Emile (A.). — *La Psychanalyse et le Pansexualisme, exposé et critique des doctrines freudistes.* (L'Avenir médical, 1924).

Freud (S.). — *Introduction à la psychanalyse*, 1921.

Freud (S.). — *Psychopathologie de la vie quotidienne,* 1922.

Fribourg-Blanc (A.). — *Contribution à l'étude de l'enfance coupable.* (Thèse de Lyon, 1912-13).

Grasset. — *Les maladies mentales dans l'armée et les fugues en psychiatrie. Histoire d'un déserteur-voyageur.* (Encéphale, 1908).

Grimbert (Ch.). — *Retard simple généralisé électif des fonctions nerveuses et mentales de l'enfant.* (Thèse de Paris, 1922).

H... — xxxe Congrès des aliénistes et neurologistes de France et des pays de langue française, Genève - Lausanne, août 1926, (Paris Médical, 9 octobre 1926).

Haury. — *Les fugues dans l'armée (désertions, absences illégales),* xixe Congrès des Alin. et Neur. de France., 1909, Nantes).

Hesnard (A.). — *La psychanalyse.*

— et Laforgue. — *L'évolution psychiatrique*, 1925.

Heuyer (G.), — *Enfants anormaux et délinquants juvéniles.* (Thèse de Paris, 1914).

— *Nécessité de l'examen des enfants arriérés.* (Pratique méd. française, 1925, nov.).

— *Leçon inaugurale du Cours d'Annexe de neuro-psychiatrie.* (12 jnavier 1926).

— et LAHY (J.-M.). — *Quelques résultats de l'orientation professionnelle dans une école publique de la ville de Paris* (Congrès des Alién. et Neurologistes, Paris, 1925).

HYVERT (Ch.). — *Les tendances psycho-pathiques constitutionnelles.* (Thèse de Paris, 1924).

JANET (P.). — *Du rôle de l'émotion dans la genèse des accidents neuropathiques et psycho-pathiques.* (Réunion annuelle. Revue Neurologique, 1909).

JOFFROY (A.) et DUPOUY (R.). — *Fugues et vagabondages.* (1909).

KAHN (P.). — *Notice sur le patronage de l'enfance et de l'adolescence.* (1925)

LALANNE (G.). — *Des fugues chez les mélancoliques et les persécutés mélancoliques.* (Congrès de Nantes, 1909).

LAUMONIER (J.). — *Freudisme.* (1925).

LAURENT (A.). — *Critique de « Le développement de l'enfant, son retard et sa précocité ».* de A. Collin. (A. M. P., 1914-15).

LHERMITTE (J.). — *La psychanalyse* (Clinique et Laboratoire, août 1922).

LORDE (A.) et CHAINE (P.). — *Bagnes d'enfants.* (l'Illustr. théâtrale. 2 juillet 1910).

MEURICE. — *Les fugues chez les enfants.* (Thèse de Paris, 1899).

MINKOWSKA (F.). — *Recherches généalogiques et problème touchant aux caractères (en particulier à celui de l'épilepthoïdie).* (A. M. P., 1923).

MINKOWSKI (E.) et TARGOWOLA (R). — *Contribution à l'étude de l'autisme* (attitude interrogative) (Sté Médico-psychologique).

MONTASSUT. — *La Constitution paranoïaque.* (Prat. méd. fr., 1924).

M LLET (R.). — *Fugue et délire, contribuuon à l'étude des troubles psychiques de la guerre.* (A. M. P., 1917).

MOTET. — *Fugues de quatre et dix jours consécutives à une chute grave.* (A. M. P., 1886).

PAGNIER (A.). — *Du vagabondage et des vagabonds.* (Thèse de Lyon, 1906).

PHILIPPE (J.) et BONCOUR (P.). — *Les anomalies mentales.* (1922).

RAYMOND. — *Les délires ambulatoires ou les fugues.* (Gaz. des hôpitaux, 1895).

RAYNIER (J.) et VIAN (L.). — *Anormaux constitutionnels criminels et délinquants.* (A. M. P., 1920).

RÉGIS. — *Les fugues militaires au point de vue médico-légal.* Le Caducé, 1909).

REVON (Th.) — *Etude sur les états périodiques d'excitation et de dépression chez les enfants.* (Thèse de Paris, 1923).

RIBOT (Th.). — *Les maladies de la mémoire.* (26e éd. 1920).
— *Les maladies de la volonté.* (32e éd., 1920).

RICHET (Ch.). — *Essai de psychologie générale.* (1919, 10e éd.).

RITTI (A.). — *Psychiatrie, in traité de path. méd. et de thérap. appliquée* T. I.

ROBIN (G.). — *Les haines familiales.* (1925).

ROGER (Henry). — *Prophylaxie sociale de l'alcoolisme* (Le Monde Médicale, Janvier 1927).

ROGUES et FURSAC. — *Psychiatrie.* (6e éd., 1923).

ROUSSEAU (J.-J.). — *Les confessions.*

ROUSSEILLIER. — *Cyclothymie et périodicité neuro-végétative dans les fugues infantiles.* (Thèse de Paris, 1924).

SEGLAS. — *Une famille de dégénérés.* (A. M. P., 1887).

SIMON (Th.). — *Peut-on fixer une limite supérieure à la débilité mentale.* (A. M. P., 1921).

— et VERMEYLEN (G.). — *Une des formes de l'enfance anormale : la débilité mentale ; Limites et évolutions ; formes et complications.* (A. M. P., 1924).

— et VERMEYLEN. — XXVIIIe Congrès des Méd. alién. et neur. de Fr., 1924.

TARGOWLA (R.) et CODET. — *Fugueur amputé des deux jambes.* (A. M. P., 1923).

TISSIÉ. — *Les aliénés voyageurs* (thèse de Paris 1887).

TOULOUSE, MARCHAND et TARGOWLA. — *Accès répétés d'automatisme ambulatoire de nature vraisemblablement comitiale* (Sté clinique de Méd. ment. 1923).

Victor PARANT. — *Les fugues en psychiatrie* XIXe Congrès de Nantes 1909).

VIGNE (P.). — *Le rôle de l'inspection médicale des écoles*

dans les offices d'orientation professionnelle. (L'Avenir Médical. Nov. 1924).

WAHL. — *Trois observations de dégénérés migrateurs.*

WALLON (H.). — *Psychologie pathologique* (1926).

TABLE DES MATIÈRES

Imprimerie A. OLIVIER

Rue Démolombe, 34, Caen

www.ingramcontent.com/pod-product-compliance
Ingram Content Group UK Ltd.
Pitfield, Milton Keynes, MK11 3LW, UK
UKHW022022170726
13837UKWH00001B/344

9 782329 207995